NIE WIEDER AKNE

Akne heilen auf natürliche Weise

von

Anna Mai

Inhaltsverzeichnis

Rechtliche Hinweise

Die in dieser Publikation enthaltenen Informationen dienen nur der allgemeinen Information. Wir haben uns nach bestem Wissen bemüht, diese Informationen aktuell und korrekt zu halten, geben jedoch weder ausdrücklich noch stillschweigend eine Zusicherung oder Garantie über die Vollständigkeit, Genauigkeit, Zuverlässigkeit, Eignung oder Verfügbarkeit dieser Publikation oder der darin enthaltenen Informationen. Jegliches Vertrauen, das der Leser in diese Informationen setzt, geht strikt auf eigenes Risiko.

Wir haften nicht für direkte oder indirekte Schäden oder Verluste bzw. Folgeschäden in Zusammenhang mit der Nutzung dieser Publikation sowie der darin enthaltenen Informationen. Wir können keine Resultate garantieren, da Resultate je nach Person variieren können und von deren Anstrengungen abhängen. Es liegt in der Entscheidung des Lesers die hier aufgeführten Methoden auszuprobieren. Es gibt keine Garantie für den Erfolg.

Einleitung

Ziel des Buches ist Ihnen zu zeigen, wie Sie sich auf völlig natürliche Weise von Ihrer Akne befreien können. Aber es geht dabei nicht nur darum, wie Sie Ihr Hautbild verbessern. Allein das ist sicher schon für viele ein Wunder. Sondern es geht auch darum, mit der richtigen Hautpflege, der richtigen Ernährung und auch den richtigen Gedanken dafür zu sorgen, dass dies langfristig so bleibt.

Akne ist zwar an sich keine Krankheit wie Krebs und nicht lebensbedrohlich. Dies soll aber nicht bedeuten, den Zustand der Haut zu locker zu nehmen. Es ist sehr wichtig, dass Sie die Ursachen für Ihre Akne erkennen, um dann auch die lästigen Pickel für immer zu verbannen.

Aufgrund der unterschiedlichen Ursachen von Akne dauert es bei dem ein oder anderen unterschiedlich lang bis die Pickel gänzlich verschwunden sind. Manche können bereits nach wenigen Tagen ihre Akne los sein, bei anderen kann es etwas länger dauern. Also geben Sie auf gar keinen Fall auf. Ich möchte aber absichtlich hier kein Heilungsversprechen abgeben, aber ich bin mir ziemlich sicher, dass Ihre Haut sehr bald wesentlich besser aussehen wird und Sie sich im wahrsten Sinne wohl in Ihrer Haut fühlen.

Akne beeinflusst besonders stark das Selbstvertrauen und hat dadurch oftmals negative Auswirkungen auf den normalen Alltag. Die Betroffenen fühlen sich entstellt und sehen beim Blick in den Spiegel nur noch ihre Akne - egal welche anderen schönen Attribute sie ansonsten haben. Für Außenstehende ist dies mitunter - besonders im Fall von weniger starker Akne - nur wenig nachvollziehbar, und nur die von Akne betroffene Person ist sich dieser Situation bewusst. Als Außenstehender sollte man also immer an die Gefühle des an Akne Leidenden denken. Besonders betroffen sind auch Kinder und Jugendliche. Auch wenn Sie aus der Akne herauswachsen, brauchen Sie hier und heute Hilfe.

Letztendlich ist die Behandlung und Vermeidung von Akne nicht schwer und kann wirklich von jedem bewerkstelligt werden. Man braucht nicht unbedingt einen Besuch beim Arzt oder teuere Cremes und Lotionen, auch wenn ein Besuch beim Hautarzt nicht generell ausgeschlossen werden soll. Die Akne weg zu bekommen ist aber wie gesagt nur die halbe Miete. Wichtig ist, dass Ihre Haut dann auch weiterhin klar und frisch bleibt.

In diesem Buch werden wir:

✓ Mit den üblichen Mythen über Akne aufräumen und erklären, wodurch Akne entsteht.

✓ Die Ursachen von Akne erklären, was Akne verursacht und was Akne nicht verursacht.

✓ Die verschiedenen Hautmakel erklären und ihre Unterschiede, wie Akne, Mitesser, Pickel, Zysten, Leberflecke, Rosacea.

✓ Was Sie bei Ihrer Hautpflege und Gesichtsreinigung beachten müssen, welche Wirkstoffe gut und welche schädlich für Ihre Haut sind.

✓ Wie Sie aus natürlichen Produkten und ätherischen Ölen Ihre eigenen Reinigungsprodukte herstellen.

✓ Ihnen Schritt für Schritt erklären, wie Sie sich selbst auf natürliche Weise selbst von Ihrer Akne heilen können mit genauen Anleitungen.

✓ Ihnen erklären, was Sie bei Ihrer Ernährung beachten sollten, was Sie trinken und was Sie essen sollten, welche Lebensmittel besonders gut bei Akne geeignet sind und welche weniger.

✓ Ihnen hilfreiche Akne-Rezepte zum selber machen geben.

✓ Ihnen zeigen, wie Sie Ihren Körper entgiften - inklusive eines kompletten 3-Tages Entgiftungsplans.

Wenn Sie dafür bereit sind, dann lassen Sie uns jetzt beginnen!

Kapitel 1: Mythen über Akne

MYTHOS 1: ZUVIEL TALG IM GESICHT

Jeder hat Fett/Talg im Gesicht - ohne hätte man eine Haut wie trockenes Leder und sie könnte schnell Risse aufweisen, bluten oder Hautirritationen bekommen. Aber obwohl jeder Fett hat auf der Haut, hat nicht jeder Akne.

Es ist wahr, dass die Menge an Talg, die jeder im Gesicht hat, bei jeder Person anders ist – dies wird teilweise durch die Erbanlagen bestimmt.

Die Menge an Talg auf der Haut wird auch durch die Ernährung beeinflusst. Alles, was wir essen und trinken hat einen Einfluss auf unser Körpersystem auf die eine oder andere Weise. Wenn Sie zu wenig trinken, dann ist der Körper dehydriert und kann Wasser von anderen Stellen abziehen, so dass Sie eine trockene Haut bekommen.

Menschen, die sehr stark dehydriert und unterernährt sind, haben eine Haut, die sehr wachsig und sehr trocken ist; ihre inneren Organe und Muskeln können davon ebenfalls betroffen sein. Dehydrierung kann auch dafür sorgen, dass das

Blut dicker ist, als es sein müsste, was den Blutkreislauf beeinträchtigen kann.

Die Muskeln können ausgehungert und deswegen schlapp sein. Und zu viel von irgendetwas im Körper, kann das System ebenfalls beeinflussen. Wenn Sie zu viel Zucker essen, dann werden Sie krank, da der Körper das nicht alles auf einmal verarbeiten kann und der Blutzuckerspiegel steigt sprunghaft an.

Wenn es zu Fett und Öl bei der Ernährung kommt, dann muss man auch hier bedenken, dass zu viel davon schlecht verdaut wird und das der Rest dann über die Hautporen abgegeben wird, was für die ungeliebte fettige Haut sorgt.

Aber egal, was dieses überflüssige Fett im Gesicht verursacht, es gibt etwas, dass Sie verstehen müssen, über den Zusammenhang zwischen Fett und Akne:

Fettige Haut verursacht keine Akne!

Für die meisten Leute, egal wie viel Fett Sie im Gesicht haben, ist es von wenig Belang, da dieses durch die tägliche Gesichtswäsche abgewaschen wird oder einfach bei den normalen Aktivitäten während des Tages verloren geht.

Eine Person kann eine extrem fettige Haut haben und muss trotzdem keine Akne haben. Also was ist dann das Problem? Wenn es nicht das Fett ist, was dann? Das Problem mit Akne und die einzige Verbindung zwischen ihr und fettiger Haut ist, dass der Talg in einem Haarfollikel oder einer Hautpore eingeschlossen wird und dann sammeln sich zusätzlich noch Schmutz und Bakterien dort an.

Auch dies ist für die meisten Menschen normal und ein einfaches Waschen des Gesichtes wäscht auch das Problem mit weg. Aber bei jemandem mit Akne passiert etwas Anderes. Diese Ansammlung von Schmutz, Fett und Bakterien wird nicht nur in diesem Follikel oder der Pore eingeschlossen, sondern die Haut formt einen Sack oder eine Blase, welchen wir Pickel nennen.

Die meisten Menschen haben kein Problem mit Ihrer Haut; die Poren bleiben offen oder aber die Follikel können mit Schmutz und Talg gefüllt sein, aber der Bereich ist nicht in sich abgeschlossen. Dies ist sehr wichtig für Leute mit Akne. Die Ansammlung von Schmutz und Fett ist nicht das einzige Problem.

Es ist eher die Tatsache, dass diese Ansammlung von einer dünnen Hautschicht eingeschlossen wird, so dass es nicht mehr weggewaschen werden kann. In der Hauptsache ist also diese unnatürliche Hautschicht über der Fett- und Schmutzansammlung die Ursache für die Entstehung von Pickeln. Der Schmutz und der Talg alleine sind nicht schuld.

Dies bedeutet, dass viele Leute die exakt gleichen Probleme mit ihrer Haut haben, wie jemand mit Akne – mit dem Unterschied, dass bei einer Person mit Akne die Haut sich nicht öffnet oder offenbleibt, um den Talg und den Schmutz abfließen zu lassen.

Manche werden erstaunt sein, so etwas zu hören, weil sie denken, dass nur der Schmutz und der Talg dafür verantwortlich sind. Diese Art von Denken kann uns zu allen möglichen Problemen in Bezug auf die Haut führen und wie man die Akne behandeln sollte, womit wir schon beim nächsten Mythos über Akne wären.

MYTHOS 2: EINFACH NUR DAS GESICHT WASCHEN

Das Reinigen des Gesichtes und das Loswerden von überschüssigem Fett ist sehr wichtig, wenn es um die Behandlung von Akne geht - da führt kein Weg dran vorbei.

Aber es ist eine allgemeine Binsenweisheit, dass eine Person mit Akne ständig ihr Gesicht waschen sollte und wirklich starke Produkte benutzen sollte, damit das Fett aus dem Gesicht geht. Lassen Sie uns dies etwas genauer untersuchen und sehen, ob wir hier Fakten und Fiktion auseinanderhalten können.

Zuallererst bedenken Sie, dass der Körper auf unsere Behandlung in sehr einzigartige Weise reagieren kann. Wenn wir nicht genug essen, dann fängt der Körper an, die eigenen Muskeln zur Verbrennung heranzuziehen. Mit anderen Worten, die wichtigen Nährstoffe werden aus den Muskeln gezogen, um den Betrieb des eigenen Körpers aufrecht zu halten.

Es ist nicht weiter ungewöhnlich für jemanden mit Anorexie, dass er Herzprobleme hat und auch Probleme mit anderen Muskeln hat, da dem Körper nicht genügend Nährstoffe zugeführt werden. Der Körper holt sich seine Nährstoffe dann auf andere Weise. Zudem bewahrt der Körper alles an Flüssigkeit, was er bekommt, um etwas für später zu haben.

Da nicht genügend Flüssigkeit reinkommt, merkt der Körper, dass er reagieren muss, indem er mehr im Körper einlagert. So gesehen bedeutet die Nichtzufuhr von Wasser nicht, dass man Wasser verliert. Eher das Gegenteil. Es dauert viel länger, bis Wasser ausgeschieden wird.

Und genauso verhält es sich mit dem Reinigen des Gesichtes und Entfernen des natürlichen Fettfilmes auf der Haut. Der Körper produziert dieses Fett, den Talg, aus einer genetischen Programmierung heraus und wegen dem, was wir essen. Sobald die Haut zu trocken zu werden scheint, wird mehr Talg produziert. Wenn Sie also Ihr Gesicht zu häufig waschen und mit zu starken Gesichtsreinigern, dann reagiert der Körper, indem er sogar mehr Talg als vorher produziert.

Die Haut ist ein Organ, das man pflegen muss - so wie den gesamten Körper. Es ist leicht, wütend auf seine Akne zu werden und dadurch sein Gesicht zu heftig und zu häufig zu reinigen. Das wird das Problem nicht beseitigen und es kann sogar noch schlimmer werden.

Lassen Sie uns diesen Gedanken etwas weiterverfolgen: Zu oft waschen tut der Haut nicht gut.

Denken Sie noch einmal zurück an das, was wir vorhin schon gesagt haben, dass Akne nicht alleine durch Schmutz, Fett und Bakterien verursacht wird. Stattdessen ist die Tatsache, dass diese <u>nicht abfließen können</u> und auf unnatürliche Weise unter der Haut „gefangen" sind, dafür verantwortlich.

Das Gesicht zu waschen ist ein wichtiger Teil, was eine gesunde Haut angeht und auch für die Verhinderung von Akne und ihre Behandlung ist es notwendig. Wenn dieses Fett und der Schmutz unter der Haut dafür verantwortlich sind, dann möchte man es einfach auswaschen können.

Aber die Haut zu oft zu waschen löst nicht das eigentliche Problem, welches die geschlossene Haut ist. Sie können Ihre Haut waschen wie Sie wollen, aber solange die Haut sich nicht öffnet, haben Sie Akne. Sie können auch nicht ständig verhindern, dass sich Schmutz und Bakterien ansammeln – es sei denn, Sie wollen in einer Plastikblase leben.

Und wie wir schon gesagt haben, hat jeder Fett und Schmutz auf dem Gesicht, aber nicht jeder bekommt zwangsläufig auch Akne. Das Waschen des Gesichtes ist nur Teil des Problems, aber gleichzeitig auch Teil der Lösung. Das Problem mit der geschlossenen Hautdecke anzugehen, ist der andere Teil der Lösung für Ihr Akneproblem.

Das ständige Entfernen der natürlichen Fette der Haut macht das Problem nur noch schlimmer.

Ihre Haut braucht Fette, um gesund zu sein. Denken Sie daran, wie schmerzhaft es ist, wenn Ihre Hände sehr trocken sind und jucken. Dies kommt von fehlender Feuchtigkeit.

Wenn Sie ständig die Fette von Ihrem Gesicht entfernen, dann könnte es ähnlich ungesund für Ihre Haut im Gesicht werden.

Zudem haben wir ja schon angemerkt, dass die Haut dann sogar noch mehr Talg produziert. Ihr Körper weiß, dass er Fett braucht, damit die Haut gesund ist und wenn alles ständig weg ist, dann produziert er viel mehr als nötig. Sie erreichen damit also das komplette Gegenteil von dem, was Sie eigentlich erreichen wollen!

Während dies für einige etwas verwirrend erscheinen mag – Fett trägt dazu bei, dass man Akne hat, aber das Entfernen des Fettes bedeutet gleichzeitig eine Überproduktion von Talg, also mehr Akne als vorher, kann es für andere auch eine Erleichterung sein.

Manche, die an Akne leiden, waschen und waschen ihre Haut und probieren alle möglichen Akneprodukte aus, die es auf dem Markt gibt und nach einer Weile haben sie mehr Akne als vorher. Aber jetzt wissen Sie die Gründe!

Die Benutzung all dieser Produkte, vor allem, wenn man es zu oft macht, führt nur dazu, dass der Körper in Abwehrhaltung geht und noch mehr Talg produziert. Er weiß nicht, dass Sie Ihre Akne loswerden wollen. Er weiß nur, dass die Haut Talg benötigt, um weich zu bleiben.

Übermäßige Reinigung und die Benutzung von scharfen Produkten kann die Haut so irritieren, dass sie gerötet, uneben und fleckig wird. Denken Sie an das letzte Mal, als Sie sich das

Knie aufgeschrammt haben oder Ihre Hand an etwas gestoßen haben – hat sich die Haut dort nicht auch entzündet? Wenn Sie Ihre Haut zu stark reinigen, dann ist die Wirkung ziemlich ähnlich...

MYTHOS 3: TYPISCHE TEENAGER-KRANKHEIT

Es gibt genügend Akne-Leidende in ihren 30er und 40er Jahren und welche, die sogar noch älter sind, die darum bitten würden, die obige Behauptung verneinen zu dürfen!

Es ist wahr, dass viele Teenager an Akne leiden und dass viele aus diesem Zustand herauswachsen. Aber natürlich gibt es dafür keine Garantie, dass dies passiert und es gibt viele Millionen von Erwachsenen, die noch weit nach ihren Teenagerjahren mit Akne zu kämpfen haben.

Also was ist die Verbindung zwischen Teenagern, Akne und der Idee, dass man schon „da herauswachsen wird"? Warum ist dies für einige eine wahre Behauptung, während andere über Jahrzehnte damit geplagt werden...? Es gibt einige Sachen, die man beachten sollte.

Das erste ist, dass bei Teenagern oft die Hormone und insbesondere Hormonumstellungen sowie eine schlechte Ernährung ursächlich dafür sind, dass mehr Talg als sonst produziert wird.

Wenn eine Person älter wird, dann wird die Herstellung von Talg gedrosselt. Dies ist eine der Ursachen dafür, dass wir später im Alter Falten bekommen. Aber während der aufregenden Teenagerjahre und der in dieser Zeit anfallenden Umstellungen des Körpers, kann es schon mal sein, dass die Talgproduktion komplett außer Kontrolle gerät.

So wie der Körper Wachstumsschübe bekommt und man Stimmungsschwankungen hat, so kann es auch sein, dass die Haut viel zu viel Talg produziert. Der richtige Level wird normalerweise dann später als Erwachsener erreicht.

Aber Akne ist mehr als nur Fett, Hormone und Ernährung. Dass die Haut es nicht erlaubt, dass die kleinen Beutel mit Schmutz und Bakterien sich öffnen, ist das eigentliche Problem, das jeder in jedem Alter bekommen kann. Ja, die erhöhte Talgproduktion ist Teil des Problems, aber es ist nicht Hauptteil.

Es hat mit mehr als nur Reinlichkeit oder wie viel Talg die Haut produziert zu tun. Denken Sie mal folgendermaßen: Das Gesicht produziert Talg, welcher dann Schmutz und Bakterien anzieht und dann wird diese Mischung in den Poren und Follikeln “gefangen”.

Unter normalen Umständen würde dies einfach abgewaschen werden, auch wenn eine Person keine zusätzlichen Reinigungsmittel benutzen würde. Bei den Personen mit Akne, ist wie schon gesagt, eine Hautschicht dafür verantwortlich, dass das Abwaschen NICHT funktioniert. Erst dann entstehen Pickel.

MYTHOS 4: SCHWEISS, SCHOKOLADE, KOFFEIN, SÄUREHALTIGE NAHRUNGSMITTEL UND STRESS VERURSACHEN AKNE

Dieser Mythos ist nicht ganz wahr, aber auch nicht komplett falsch. Lassen Sie uns ein wenig schauen, was damit gemeint ist. Zuerst einmal, wenn es um Schweiß geht, sollte man wissen, dass dieser nicht die Akne verursacht.

Schweiß besteht einfach nur aus Wasser, das auf der Haut für die Kühlung des Körpers sorgen soll. Es sind keine Bakterien oder andere schädliche Elemente im Schweiß enthalten. Wenn Sie schwitzen, dann werden Bakterien und Krankheitserreger gefangen, die schon auf der Haut vorhanden sind und werden in andere Bereiche der Haut transportiert und gelangen in Bereiche, wo sie nicht hingehören.

Deswegen haben Sie beispielsweise unter den Achseln und an den Füßen einen schlechten Geruch, wenn Sie schwitzen. Das kommt von den Bakterien. Aber wenn es um den Schweiß im Gesicht geht, dann kann man schon sagen, dass er nicht Akne verursacht.

Wenn Ihr Gesicht vor dem Sport sauber war, dann ist es auch nach dem Sport nicht nötig, mit harten Reinigern an Ihre

Haut zu gehen, um den Schweiß aus dem Gesicht zu bekommen. Normales Duschen danach reicht völlig aus.

Was Schokolade, Koffein und säurehaltige Lebensmittel angeht, so stimmt es, dass diese Dinge das Gesicht manchmal irritieren können, aber in der Regel nur bei den Personen, die eine Überempfindlichkeit gegenüber diesen Sachen haben.

Wenn Sie allergisch auf Schokolade und den speziellen Fetten sind, dann werden Sie wahrscheinlich einen Akneschub bekommen, wenn Sie sie essen. Das Gleiche kann man über Kaffee/Koffein und buchstäblich jedes Lebensmittel sagen, was Sie essen können.

Viele Leute essen säurehaltige Lebensmittel und trinken viel Kaffee und haben kein Problem mit Akne oder einzelnen Pickeln, deswegen kann man nicht allgemein sagen, dass sie Akne auslösen. Wenn Sie allerdings bemerken, dass dies bei Ihnen der Fall ist, dann sollten Sie sich solche Lebensmittel aufschreiben und diese dann meiden. Dies ist wie bei einer „normalen" Allergie. Man muss halt wissen, wie der Körper auf gewisse Dinge reagiert.

Bei Make-up und anderen Gesichtspflege-Produkten kann man bestätigen, dass man früher viele Inhaltsstoffe verwendet hat, die die Haut verstopften und irritieren konnten. Als Folge konnte man dadurch sogar erst Akne bekommen. Einige Zusätze und andere Inhaltsstoffe darin waren so stark, dass sie genau das gemacht haben, was eine kranke Haut macht: Sie bildete Barrieren über den Poren und Follikeln, so dass der Talg nicht mehr abfließen konnte. Früher waren viele Make-up-Sorten zudem noch ölbasiert, so dass bei Leuten, die sowieso schon anfällig für Akne waren, dann noch schlimmere Probleme auftraten.

Heutzutage ist dieses Problem aber schon lange bekannt und Dermatologen und Makeup-Hersteller sind dazu übergegangen, nicht-komedogene Produkte zu entwickeln, was nichts weiter heißt, als dass sie die Poren nicht verstopfen und nicht zu einer erhöhten Talgproduktion führen.

Fragen Sie einfach jemanden bei Ihrem Make-up- Stand oder Ihrer Kosmetikerin, welche Produkte am besten sind, auch wenn dies heißt, dass Sie vielleicht ein paar Euros mehr ausgeben müssen. Ihre Haut sollte es Ihnen wert sein.

MYTHOS 5: ES GIBT NICHTS, WAS MAN GEGEN AKNE TUN KANN

Es gibt absolut keinen Grund zu denken, dass Sie Ihre Akne akzeptieren und damit leben müssen. Obwohl manche Fälle etwas schwieriger sein mögen, gibt es keine Art von Akne, die nicht behandelt werden kann, wenn man weiß wie – das gilt sogar für die entstandenen Narben.

Abgesehen von verschiedenen Akne-Produkten auf dem Markt ist es vor allem wichtig für die betroffene Person zu wissen, wie Akne entsteht und wie man das Hautbild wieder aufklären kann. Denn bei der Bekämpfung der Akne sollte man bei den Ursachen ansetzen.

Ihre Akne zu behandeln bedeutet etwas über die Haut selbst zu lernen und wie Sie auf Schmutz, Fett und Bakterien reagiert. Man kann daraus auch lernen, warum manche Menschen Akne bekommen, während andere nie damit zu tun haben.

Es beinhaltet auch die Grundlagen der Hautpflege und was am besten für die Haut ist. Was braucht die Haut, um gesund und wohlgenährt zu sein und was verschlechtert den allgemeinen Zustand der Haut?

Sie müssen kein Dermatologe sein, um dieses Grundverständnis zu erlangen und ein paar Veränderungen in Ihrer Hautpflege-Routine vorzunehmen, die nicht nur auf die Akne abzielen, sondern auf das allgemeine Aussehen der Haut. Sie brauchen keine jahrelangen Studien, um die verschiedenen chemischen Behandlungsmethoden für Ihre Haut und andere Aspekte der Hautpflege kennen zu lernen. Dies bedeutet auch, dass man nicht einfach blind das neueste Produkt ausprobiert, das auf dem Markt ist und verspricht, Ihre Akne verschwinden zu lassen und Ihnen schöne Haut zu geben.

Es bedeutet auch, dass Sie Selbstdisziplin benötigen, um gegebenenfalls einige Gewohnheiten aufzugeben, sei es in Bezug auf Gesichtspflege oder Ernährung. Auch bedeutet es, dass Sie Ihre Frustrationen und Irritationen beiseiteschieben, wenn Sie Ihre Akne im Spiegel betrachten und wenn Sie nicht sofort Resultate sehen.

Es kann sein, dass Sie mit einer der hier vorgestellten Behandlungen bereits nach wenigen Tagen eine erhebliche Verbesserung Ihrer Akne sehen können. Es kann aber auch sein, dass der Erfolg noch etwas auf sich warten lässt. Geben Sie dann nicht einfach auf! Es kann und es wird funktionieren, Sie können porentief reine Haut haben – wenn Sie Ihren Teil zu tun bereit sind.

Kapitel 2: Funktionen und Zusammensetzung der Haut

Funktionen der Haut

Ihre Haut ist das größte Organ in Ihrem Körper. Ihre Haut ist tatsächlich ein großes, lebendes Organ, welches viele verschiedene Funktionen in Ihrem Körper ausübt, um Ihren Körper zu schützen und seine Gesundheit zu gewährleisten.

Die Haut hat mehr Funktionen als nur gut auszusehen. Ohne Haut könnten wir nicht existieren. Lassen Sie uns schauen, welche Funktionen unsere Haut hat und warum es wichtig ist, für sie zu sorgen. Außerdem schauen wir, welche Probleme auftreten können.

1. Die Sachen „am Platz“ halten

Der menschliche Körper ist eine in sich selber funktionierende Maschine und die Haut ist unabdingbar für das Bei-sich-Behalten der inneren Organe. Natürlich sind Muskeln, Bänder und Sehnen an den Knochen befestigt und diese sorgen auch dafür, dass unsere Organe dableiben, wo sie hingehören. Alles andere wird so auch an Ort und Stelle gehalten, aber durch die Haut kann nichts "verrutschen" und es bleibt alles fest. Sie ist sozusagen das letzte Sicherheitsnetz.

2. Isolierungsfunktion.

Ihre Haut ist so etwas wie eine Jacke. Ihr Körper produziert seine eigene Wärme, in ähnlicher Weise, wie ein Ofen Hitze für Ihre Wohnung produziert. Ohne Haut würde die Wärme Ihres Körpers schnell entfliehen.

Wenn man sich also vor Augen führt, dass die Haut so etwas wie eine Isolierung für Ihren Körper ist, dann könnten Sie eine erste Ahnung davon bekommen, wie dick Ihre Haut ist. Die Haut hat einige verschiedene Schichten und diese Schichten sind insgesamt dick genug, um die Körperwärme zu bewahren und dies sogar bei sehr kaltem Wetter.

3. Schutzfunktion.

So wie eine Windschutzscheibe schützt auch die Haut vor allen Elementen, die jeden Tag auf uns einprasseln könnten. Sie hält Staub, Dreck, Keime und Bakterien fern. Unsere Haut ist geschaffen, dass sie als Puffer oder Stoßfänger gegen die verschiedensten Dinge agiert und das Innenleben Ihres Körpers schützt. Auch die Muskeln und Knochen werden von ihr gegen Überdehnung, Risse und Prellungen geschützt.

Die Haut schützt die inneren Organe auch vor Wettereinflüssen wie Sonne, Wind und Regen. Die Haut ist so ausgelegt, dass sie solche Dinge absorbieren kann – die Sonne auf Ihrer Haut ist für eine kurze Zeit relativ harmlos, genauso wie Wind oder Regen.

4. Zugkraft und Bewegung.

Die Haut sorgt auch dafür, dass wir richtigen Griff bekommen, um Dinge zu halten und für alle Arten von Bewegungen. Obwohl die Haut im Prinzip sehr weich ist, besitzt sie genügend Zugkraft und Anziehung innerhalb unserer Kleidung und gegenüber anderen Materialien. Sie erlaubt uns, Dinge zu halten, richtig zu sitzen und Halt zu finden.

Zusammensetzung der Haut

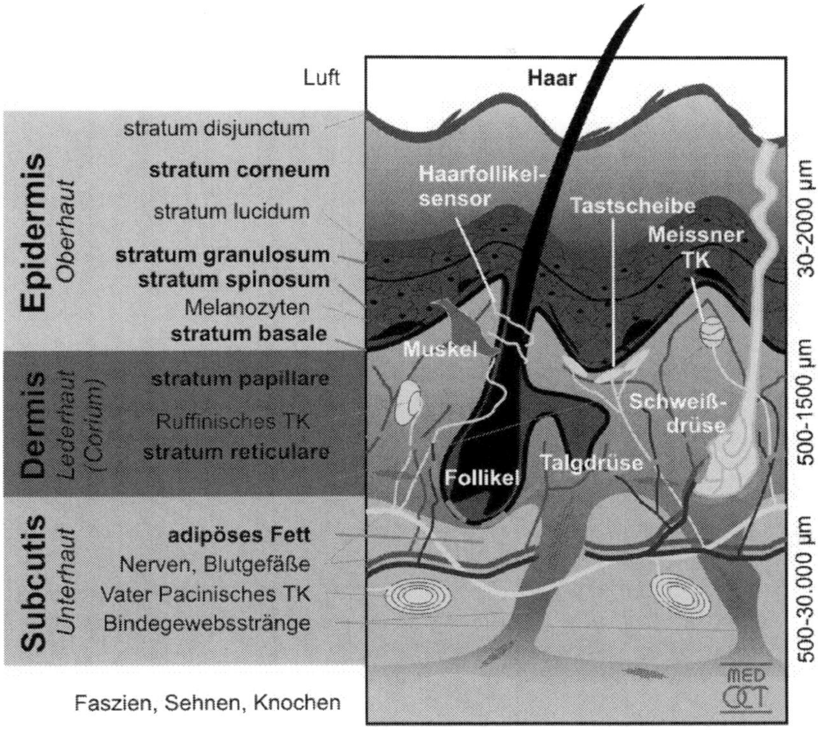

Aufbau der menschlichen Haut mit Hautanhangsgebilden; aus Wikipedia, Creative Commons Attribution-Share Alike 2.0 Austria

Die Haut besteht wie ein Blätterteig aus sehr vielen verschiedenen dünnen Schichten, die die Gesamtdicke der Haut im Endeffekt ausmachen. Es gibt drei Hauptlagen der Haut: Die Epidermis, welche die äußere Hautschicht ist, die Dermis und die Hypodermis.

Die Epidermis oder äußere Hautschicht ist sehr einzigartig, weil Sie keine Blutgefäße besitzt, aber dafür von den darunterliegenden Kapillargefäßen genährt wird. Diese

Schicht sorgt dafür, dass das Wasser in unserem Körper bleibt. Weiterhin sorgt sie fortwährend dafür, dass keine Chemikalien und andere gefährliche Stoffe in unseren Körper eindringen können. Sie stellt die natürliche, dauerhafte Barriere dar und schützt den Körper vor Infektionen.

Unter der Epidermis ist die so genannte netzartige Struktur, in welcher Haarwurzeln, Schweißdrüsen, Nagelbetten und Blutvenen zu finden sind. Viele Hautprobleme, inklusive Akne, haben Ihren Ursprung in dieser Hautschicht.

Es ist also wichtig zu verstehen, wie dick die Haut ist und wo einige der Schönheitsfehler und Probleme der Haut auftreten. Denn oft wundern wir uns, warum Cremes und andere äußere Behandlungen nicht das Resultat liefern, wofür wir sie gekauft haben. Das liegt einfach häufig daran, dass diese Mittel nicht weit genug in die Hautschichten eindringen und deshalb nicht wirken können. Mit diesem Wissen im Hinterkopf kann man auch besser einschätzen, welche Mittel gegen Akne und Hautunreinheiten wirken können.

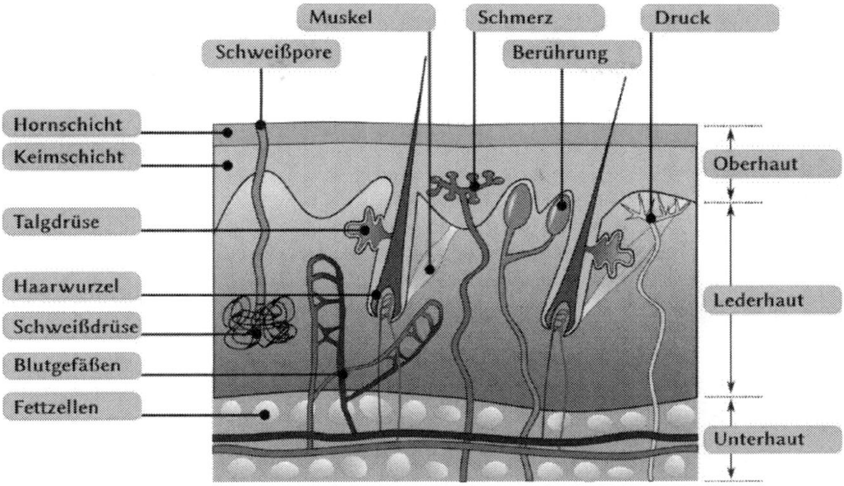

Schemazeichnung der menschlichen Haut; Sgbeer aus Wikipedia

Kapitel 3: Verschiedene Hautmakel

Akne

Akne ist eigentlich eine Krankheit, die in den Haarfollikeln der Haut auftritt. Wenn diese Follikel blockiert sind, dann bekommen wir verstopfte Hautporen, was sich dann ab einem gewissen Zeitpunkt als Pickel an der Hautoberfläche zeigt. Diese Blockade und die „Beule“, bedeuten, dass Schmutz, Talg, abgestorbene Hautzellen und andere solche Elemente in diesem Bereich eingeschlossen sind. Das äußert sich dann in einer Entzündung oder halt den unerwünschten Pickeln.

Die Haut ist, wie schon erwähnt, ein lebendiges Organ und benötigt Sauerstoff und eine Blutzirkulation, um sie gesund zu erhalten. Im Gegensatz zu anderen Organen, muss die Haut auch „atmen“ können und muss sich deshalb von Irritationen befreien, die dieses verhindern. Die Blockierungen der Follikel sind nicht natürlich und nicht gesund und deshalb reagiert die Haut gereizt und entzündet.

Mitesser und Pickel

Sie haben diese kleinen Ausbrüche von Akne wohl schon einmal auf Ihrem Gesicht oder anderen Körperteilen gesehen. Wenn diese Ansammlung unter der Haut noch keinen Hügel bildet, dann nennt man diese Mitesser. Bildet die Haut hingegen kleine, weiße Ausstülpungen der Haut, dann handelt es sich nicht mehr um Mitesser, sondern schon um Pickel. Diese Pickel sind das, was man gewöhnlich unter Akne versteht.

Wenn es also zu Mitessern und Pickeln kommt, dann könnte man denken, sie seien etwas Anderes als normale Akne, aber in Wirklichkeit ist es das Gleiche. Diese beiden Probleme können wir viel besser angehen, wenn wir Akne allgemein bekämpfen, da dann auch diese Symptome verschwinden.

Zysten

Manchmal verwechseln wir Zysten mit Akne, weil auch diese weiß und hügelig aussehen. Eine Zyste ist ein kleiner, geschlossener Beutel, der eine eigenständige Membran und Abtrennung von der restlichen Haut drumherum hat. Eine Zyste kann Luft, Flüssigkeiten und andere Stoffe enthalten.

Zysten können nicht nur auf der Haut, sondern auch im Körper und in vielen unterschiedlichen Körperbereichen entstehen. Typischerweise sind diese Zysten sehr klein und meistens harmlos. Viele Zysten gehen von selbst wieder weg, aber in schlimmen Fällen müssen diese operativ entfernt werden.

Zysten im Gesicht werden häufig mit Akne verwechselt. Meistens sind diese harmlos und gehen von selber wieder weg. Manchmal helfen auch die gleichen Gegenmaßnahmen wie bei Akne, um eine Zyste wieder loszuwerden.

Leberflecke

Ein Leberfleck ist meistens ein harmloser, dunkler Fleck auf der Haut, der überall vorkommen kann, unabhängig von Geschlecht oder Rasse usw. Die meisten Leute bekommen Leberflecke in den ersten beiden Dekaden ihres Lebens, aber auch Babys können damit geboren werden.

Die meisten Leberflecke sind, was man unter gutartigen Geschwülsten versteht. Eine Geschwulst ist eine Ansammlung von Zellen, die in einem Tumor resultieren. Während die meisten dabei sofort an Krebs denken, wenn sie das Word Tumor hören, ist dies nicht für jeden Typ der Fall. Ein kleiner Teil der Leberflecke kann bösartig sein, aber in der Regel handelt es sich dabei lediglich um Ansammlungen von Zellen, die mehr Pigmente, also Hautfarbstoffe, enthalten. Diese

Pigmente sind dafür verantwortlich, dass die Haut dunkler wird.

Leberflecke, die die Farbe oder die Form verändern, können gefährlich sein und diese Veränderungen können dazu führen, dass man einen bösartigen Tumor entwickelt. Daher sind neu und plötzlich auftretende Leberflecken gut zu beobachten.

Normalerweise sind aber die meisten Leberflecke absolut harmlos und begleiten einen Menschen das ganze Leben.

Rosacea

Rosacea ist gekennzeichnet durch:

- Rötungen der Wangen, der Nase, des Kinnes und der Stirn.
- Kleine, sichtbare Blutgefäße im Gesicht.
- Kleine Ausstülpungen und Pickel im Gesicht.
- Wässrige oder entzündete Augen.

Es ist völlig normal, dass sich bei jedem Menschen die Blutbahnen im Gesicht sehr schnell erweitern und es gibt viele Gründe, warum diese das tun. Zum Beispiel, wenn Sie draußen in der Kälte stehen, schießt das Blut schießt ins Gesicht, um es warm zu halten.

Hat eine Person Rosacea, dann erweitern sich die Blutgefäße zu häufig und zu stark. Rosacea kann aber auch durch Bakterien oder Milben verursacht werden. Ebenso können

Irritationen der Haarfollikel, eine allergische Reaktion oder Entzündungen der Haut Ursache dafür sein, oder auch andere Faktoren, die bislang noch unbekannt sind.

Viele Ärzte haben festgestellt, dass Rosacea häufiger bei glatter und empfindlicher Haut auftritt. Hierbei gibt es eine Überreaktion bei Kälte und anderen Faktoren, welche dafür sorgen, dass sich die Blutgefäße erweitern und rot werden.

Viele Leute denken bei Rosacea ebenfalls an Akne aufgrund der roten und entzündeten Hautpartien. Bei den Diskussionen um Akne und Rosacea, ist es jedoch wichtig, zwischen den verschiedenen Zuständen zu unterscheiden. Wenn Rosacea deshalb auftritt, weil Sie zu empfindliche Haut habe, dann werden Sie mit Produkten, die Akne bekämpfen sollen, keinen Erfolg haben und die Haut wird höchstens noch mehr irritiert. Deswegen muss Rosacea auch komplett anders behandelt werden als Akne, damit die Haut nicht weiter geschädigt wird.

Andere Hautmakel

Während die Haut uns vor allen Umwelteinflüssen beschützen soll, bedeutet dies nicht, dass sie völlig undurchlässig ist und selber nicht beschädigt werden kann. Insbesondere in den letzten Jahren, in denen die Ozonschicht immer dünner wurde und wir von Giften aller Art in der Luft umgeben sind. Die Fälle von Hautkrebs und anderen schwerwiegenden Hautproblemen hat alarmierend zugenommen.

Sommersprossen und Altersflecken können oft ein Zeichen von Hautschäden sein, die durch die Sonne verursacht wurden. Aber natürlich kann eine Person auch einfach nur exzessive Pigmentstörungen in einzelnen Hautbereichen haben. Dann entstehen Flecken, Unebenheiten und ähnliche Probleme.

Viele andere Schönheitsfehler können durch die selben Dinge verursacht werden, aus denen auch Akne entsteht, wie verstopfte Poren, erhöhte Talgproduktion und so weiter. Indem man genau nachschaut, was diese anderen Probleme verursacht, kann man nebenbei auch noch die Akne behandeln.

Kapitel 4: Ursachen von Akne

Bei Akne staut sich Material in einer Pore oder in einem Haarfollikel, welche dann größer und größer wird und nicht platzt und verursacht dann das, was wir einen Pickel nennen. Die Substanzen, die in einem Pickel sein können, sind Sachen wie Talg, Schmutz und tote Hautzellen. Talg ist ein wichtiger Faktor für Ihre Haut, da er dafür sorgt, dass sie schön weich und geschmeidig bleibt. Aber wenn zu viel Talg in einem Bereich vorhanden ist, dann sorgt der Talg auch dafür, dass die Schmutzpartikel und toten Zellen nicht abtransportiert werden können. Es staut sich immer mehr Material an und wenn sich die oberste Hautschicht nicht öffnet, dann kann es nicht abfließen und weggewaschen werden. Wenn dies passiert, dann gibt es einen Pickel.

Was Akne verursacht

Akne passiert nicht wegen eines besonderen Umstandes, aber es gibt viele Dinge, die dabei zusammenspielen, wenn eine Haut zu Akne neigt. Unter normalen Umständen schält sich die äußere Hautschicht von selber und alles, was sich in den Hautzellen anhäuft, wird leicht wieder weggewaschen. Bei

Akne bleibt die oberste Hautschicht geschlossen und Talg und Schmutz können nicht abfließen.

Dies erklärt warum dieser Pfropfen in der Haut bleibt, aber es erklärt nicht, warum es überhaupt passiert. Es ist gut zu wissen, warum dieser Stau entsteht und ist deshalb der wichtigste Ansatz bei der Bekämpfung von Akne. Denn es gibt viele „Märchen“ über die Entstehung von Akne.

1. Hormone

Wenn Ihr Hormonhaushalt nicht in Ordnung ist, kann dies eine Kettenreaktion zur Folge haben, die auch Ihre Haut in Mitleidenschaft zieht. Androgene sind Hormone, die die Überproduktion von Talg stimulieren. Dieser Talg wird hochgedrückt und vermischt sich mit Bakterien und Schmutz – wenn der Haarfollikel oder die Haut blockiert wird, entsteht Akne.

Einige Experten verwerfen inzwischen jedoch die Idee, dass Hormone mit Akne in Verbindung steht. Sie denken, dass man diese zwei nicht einfach in einen Topf werfen kann. Aber es gibt keinen Zweifel daran, dass Hormone jeden in unterschiedlichster Weise betreffen und das es sehr kurzsichtig ist, zu sagen, dass es keinerlei Zusammenhang gibt, weil jeder Hormone hat, aber nicht jeder betroffen ist.

2. Schmutz und Bakterien

Wenn Sie einer sehr schmutzigen oder staubigen Umgebung leben, dann ist es ganz natürlich, dass sich davon mehr auf Ihrer Haut absetzt als gewöhnlich. Und eine der Funktionen der Haut ist ja auch, Ihre Haut, gerade vor diesen Schmutz zu schützen, damit nichts davon in Ihren Körper eindringen kann, sodass Schmutz auch die Poren verstopfen kann.

3. Stress

Es gibt eine Verbindung zwischen Stress und Akne. Dafür kann es mehrere Gründe geben, aber typischerweise ist es, weil der Körper sich schützen will. Wenn eine Person im Stress ist oder in einer Situation, die Panik erzeugt, dann reagiert der Körper darauf mit einer „kämpfe oder fliehe“ Haltung.

Dies bedeutet, dass Blut beispielsweise aus dem Verdauungstrakt in die Muskeln der Beine gepumpt wird, um sich entweder für eine Konfrontation oder für ein Wegrennen bereit zu machen. In ähnlicher Weise kann der Körper auf stressvolle Situationen reagieren, indem die Haut mehr Talg produziert als sonst.

Sie tut dies, um sich auf eine körperliche Attacke vorzubereiten oder einfach, weil mit den Körperfunktionen einiges schieflaufen kann, wenn man unter Druck und Stress ist. Die Blutzirkulation ist betroffen, sowie der Wasserhaushalt. Sauerstoffreserven können erschöpft sein und die Muskeln leiden unnötig. Zusätzliches Fett kann bei Menschen mit entsprechender Veranlagung dazu führen, dass Akne gebildet wird, wenn die Haut nicht offen bleibt und der Talg keine Möglichkeit hat, abzufließen.

Auf jeden Fall scheint Stress ein Auslöser für Akne sein kann, wenn man zu Akne neigt. Was immer auch der Grund dafür ist, ein angegriffenes Immunsystem, Überproduktion der Talgdrüsen oder etwas Anderes – es gibt eine Verbindung zwischen Stress und Akne. Also versuchen Sie, weitestgehend Stress aus Ihrem Leben zu verbannen.

4. Übermäßige Reinigung

Um sich selber zu schützen, hält der Körper ein paar interessante Reaktionen parat, auf die Sachen, die wir ihm antun. Zum Beispiel, wenn Sie nicht genügend Wasser trinken, hat der Körper eine Tendenz, Wasser zu speichern, weil es von Ihnen nicht ausreichend davon bekommt. Wenn Sie nicht vernünftig essen, dann wird der Körper Ihren Muskeln Proteine und andere Nährstoffe entziehen, weil er von Ihnen nicht mit genügend Nährstoffen versorgt wird.

Wenn es zur Reinigung des Gesichtes kommt und Sie benutzen zu häufig Produkte, die zu aggressiv sind, weil Sie glauben dadurch den ganzen Talg und die Bakterien wegzubekommen, dann kann genau das Gegenteil passieren: Der Körper produziert als Reaktion sogar noch mehr Talg. Der

Körper bekommt nur mit, dass diese wichtige Schicht vom Gesicht genommen wird und will so mehr produzieren, um das Fehlen wieder auszugleichen. Eine zu häufige Reinigung der Haut oder eine Reinigung mit zu heftigen Mitteln, ist ein Fehler, den viele Leute mit Akne machen. Dies verschlimmert die Situation aber meistens nur.

Was Akne nicht verursacht

Genauso wie es wichtig ist zu verstehen, was Akne verursacht, so wichtig ist es auch zu verstehen, wodurch sie NICHT entsteht. Denn dann versuchen Sie nicht Ihre Haut mit etwas zu behandeln, was überhaupt nicht wirken kann, weil es nicht geeignet ist. Die Situation kann dadurch noch verschlimmert werden.

1. Schweiß

Schweiß an sich verursacht keine Akne. Er enthält nicht die ganzen Schadstoffe und Bakterien, so wie die meisten Leute vermuten. Es ist lediglich Wasser, das der Körper auf die Haut bringt, um sich Kühlung zu verschaffen.

Was Akne im Zusammenhang mit Schweiß verursachen kann ist, wenn Dreck und Bakterien mit dem Schweiß gemischt werden und es die Poren verstopft, weil es nicht weggewaschen wird. Der Schweiß selbst beherbergt nicht die Bakterien. Somit ist es auch nicht super wichtig, sofort alles abzuwaschen, aus Furcht vor Akne. Dies gilt vor allem, wenn die Haut vor dem Training schon sauber war. Also nur im Zusammenhang mit Schmutz kann Schweiß Akne auslösen.

2. Kosmetika

Denken Sie daran, dass eine Art Verstopfung der Poren oder Haarfollikel geschehen muss, bevor Akne ausbrechen kann. Nur, weil Sie etwas Schmutz und Bakterien im Gesicht haben, müssen Sie keine Akne bekommen. Dieser Schmutz, Bakterien und andere Substanzen müssten sich dann schon irgendwo ansammeln und dadurch Poren verstopfen, bevor daraus ein Pickel wird.

Vor vielen Jahren wurden die meisten Frauenkosmetika aus Bestandteilen gemacht, die Akne stark förderten. Sie wurden aus Schwermetallen gemacht und basierten häufig auf Öl. Somit saß das Make-up an Stellen, wo es schnell Poren verstopfte und der Talg nicht abfließen konnte. Es war nicht ungewöhnlich, dass Frauen genau an den Stellen Akne bekamen, an denen sie das meiste Make-up aufgetragen hatten, inklusive des Kinns, der Stirn und der Nase.

Bei den heutigen Kosmetikartikeln wurde viel mehr Forschung in die Produkte gesteckt und nachgeprüft, welche Auswirkungen auf die Haut die verschiedenen Kosmetika haben. Die Inhaltsstoffe basieren eher auf Wasser und nicht auf Öl. Das Wasser verstopft die Poren nicht und zieht keine

Bakterien und Schmutz an. Viele der Inhaltsstoffe, die früher zur Bildung von Pickeln geführt haben, wurden aus den Produkten herausgenommen. Früher musste auf die Produkte noch geschrieben werden, dass sie die Poren nicht verstopfen. Heutzutage sind alle Produkte frei von solchen Inhaltsstoffen, so dass man dies nicht mal mehr extra erwähnen muss.

Im Gegensatz zu früher, sind die meisten Kosmetika sogar gut für die Haut. Sie enthalten oft viele Vitamine und vor allen Dingen Vitamin E, welches die Haut feucht hält und sie geschmeidig macht. Sie enthalten auch einige Eigenschaften gegen zu starke Sonneneinstrahlung und sorgen so dafür, dass die Haut vor der Sonne geschützt bleibt. Viele Ärzte empfehlen Frauen mit Akne sogar Kosmetika zu benutzen, damit sie eine schützende Barriere zwischen dem Schmutz und Staub aus der Atmosphäre und den Hautporen aufbauen können. Solange dieses Make-up jeden Tag wieder entfernt wird, gibt es dabei auch keine Probleme mit Akne.

3. Schlechte Hygiene

Viele Leute nehmen an, dass jemand mit Akne sich nicht richtig wäscht, da Akne ja dadurch verursacht wird, dass Bakterien und Schmutz zusammenkommen und Talg nicht abfließt.

In Wirklichkeit sind es aber nicht Öl und Bakterien, die die Akne verursachen. Menschen mit Akne haben nicht mehr Öl und Bakterien an sich als andere. Die Hauptursache für Akne sind die verstopften Poren und Haarfollikel, wenn die alten Hautschüppchen einfach nicht weggehen, wie sie eigentlich sollten. Erst dann kommen die anderen Faktoren hinzu.

Kapitel 5: Natürliche Behandlung von Akne

Um Akne wirkungsvoll zu bekämpfen ist es wichtig, bei den Ursachen anzusetzen. Das Ziel einer Akne-Behandlung sollte also sein:

• die Talgproduktion zu reduzieren

• die Zellerneuerung zu stimulieren und der Haut zu helfen, sich von toten Zellen und Hautschuppen zu befreien

• Bakterielle Ansammlungen zu verhindern und die Entzündung zu verringern

Und so geht´s:

1. PICKEL NICHT AUSDRÜCKEN

Widerstehen Sie der Versuchung, Pickel und Mitesser zu drücken, kratzen, reiben und auch nur zu berühren, da dies die Talgproduktion erhöht. Wenn Sie Pickel drücken, können die Membranen unter der Haut reißen, was zu Infektionen und Talgproduktion führt und sich unter der Haut verbreitet. Das Ergebnis ist noch mehr Pickel. Außerdem wird die Haut verletzt, bekommt rote Flecken und Krusten. Auch wenn es nicht einfach ist, mit dieser Angewohnheit aufzuhören, aber es ist das Beste, was Sie für Ihre Haut tun können.

2. DEN BLUTZUCKER KONTROLLIEREN

Möglicherweise liegt eine der Ursachen Ihrer Akne in Ihrer Ernährung begründet, der den Akne-Erreger Propionibacterium acnes verursacht.

Zu viel Glukose aus Zucker und ALLEN Körnern (einschließlich Vollkornprodukten!) erhöht den Insulinspiegel, reduziert die Insulin-Empfindlichkeit und erhöht den Hormonspiegel des Hormons IGF-1, das mit Akne in Verbindung steht.

Kohlenhydrate aus Gemüse werden langsamer als solche aus Körnern in Einfachzucker, Glucose und Fructose umgewandelt und habe nur minimale Auswirkungen auf den Insulinspiegel. Kohlenhydrate aus Körnern dagegen zerfallen schneller in Glucose und Fructose, erhöhen den Insulinspiegel und erhöhen ebenfalls den Insulin-ähnlichen Wachstumsfaktor (IGF-1), der den männlichen Hormonspiegel erhöht, die die Talgproduktion anregt.

Studien bestätigen, dass eine Ernährung mit niedrigem glykämischen Index Akne verbessert. In einer Studie aus dem Jahr 2007, die in dem amerikanischen *Journal of Nutrition* veröffentlich wurde, wurden junge Männer im Alter von 15 bis 25 für 12 Wochen auf eine niedrig-glykämische Diät gesetzt und zeigten signifikanten Verbesserungen bei Akne und ihrer Insulin-Empfindlichkeit.[1]

Eine Studie aus dem Jahr 2002 kam zu einem ähnlichen Ergebnis.[2]

Indem Sie Lebensmittel mit einem hohen glykämischen Wert aus Ihrer Ernährung streichen, sollte sich Ihr Teint in nur wenigen Wochen sichtbar verbessern.

Folgende Produkte sollten Sie streichen bzw. minimieren:

- Zucker
- Brot
- Getreide (einschließlich Vollkornprodukte)
- Pasta
- Reis
- Kartoffeln
- verarbeitete Lebensmittel
- Fruchtsaft (es sei denn, er ist stark verdünnt)
- Obst mit einem besonders hohen Zuckergehalt wie Trauben und Bananen sollte nur sehr gemäßigt und in kleinen Mengen gegessen werden.

---

[1] Robyn N Smith, Neil J Mann, Anna Braue, Henna Mäkeläinen and George A. Varigos, A low-glycemic-load diet improves symptoms in acne vulgaris patients: a randomized controlled trial, Am. J. of Clin. Nutr., Vol. 86, No. 1, 107-115, July 2007

[2] Cordain L et al, Acne vulgaris: eine Krankheit der westlichen Zivilisation. Arch Dermatol. 2002 Dec; 138 (12): 1584-1590.

3. DARMREINIGUNG

Reinigen Sie regelmäßig Ihren Dickdarm und führen Sie eine gründliche Darmsanierung durch - dies verbessert erheblich Hautunreinheiten, indem Sie Toxine aus Ihrem Körper ausscheiden (z.B. durch Colon-Hydro-Therapie, entsprechende Ernährung, Kräuter, Einlauf etc.)

4. TIEFENREINIGUNG MIT EINEM GESICHTSDAMPFBAD

Eine Gesichtsreinigung durch Wasserdampf entfernt Öl aus der Gesichtshaut und reinigt, entgiftet und verkleinert die Gesichtsporen. Dies ist eine der besten und oft übersehenen Möglichkeiten, um Akne zu beseitigen. Abgestorbene Hautzellen werden entfernt und die Durchblutung angeregt, die wichtig ist für die Reproduktion neuer Zellen. Gereinigte Poren bilden keine Akne!

Die von Akne Betroffenen sollten eine solche Dampfbehandlung einige Male im Monat durchführen, um von der Wirkung zu profitieren. Aber Achtung, nicht übertreiben! Wer mehr als 3 bis 5 Mal pro Woche eine solche Dampfbehandlung macht, riskiert, dass die Haut austrocknet.

So funktioniert es:

- Bringen Sie einen großen Topf oder Kessel Wasser zum Kochen und schütten sie dieses in eine Schüssel auf dem Tisch.

- Fügen Sie ein paar Tropfen antibakterieller ätherischer Öle hinzu, wie Lavendel, Zitrone, Kamille, Teebaum- und / oder Oregano-Öl. Auch das Hinzufügen eines Teelöffels Salz (z.B. Himalaya-Salz) kann helfen, die Haut zu desinfizieren.

- Verwenden Sie ein Stirnband, um die Haare aus dem Gesicht zu halten.

- Nehmen Sie ein helles Handtuch (um besser den Wasserstand zu sehen) und setzen Sie sich an den Tisch. Bilden Sie mit dem Handtuch ein Zelt über der Schüssel und bleiben Sie für 5 bis 10 Minuten mit Ihrem Kopf über dem Dampf. Aber kommen Sie nicht zu nahe an das Wasser, damit es nicht zu heiß wird.

- Spülen Sie anschließend Ihr Gesicht mit warmem oder kaltem Wasser und tupfen Sie Ihr Gesicht mit einem weichen Handtuch trocken.

5. SPURENELEMENTE ZINK UND CHROM

Akne Betroffene berichten äußerst positiv von dem Spurenelement Zink. Manche haben innerhalb von nur wenigen Tagen Erfolg mit Zink, während es bei anderen ein paar Monate dauert, bevor sich der Erfolg einstellt.

Die Vorteile von Zink:

- Zink stabilisiert die Bildung von öligem Talg in den Hautporen
- Zink stärkt das Immunsystem und beschleunigt die Wundheilung
- Zink ist ein Antioxidant
- Zink erhöht die Aufnahme von Vitamin A
- Zink reduziert die hormonellen Wirkungen auf die Haut

So funktioniert es:

- Nehmen Sie 30 mg elementares Zink am Morgen zum Frühstück und 30 mg als Ergänzung zum Abendessen für 2-4 Wochen.
- Anschließend reduzieren Sie die Dosis auf 30 bis 50 mg einmal pro Tag.
- Erhältlich ist Zink als Zink Picolinate, Zinkgluconat oder Zink Chelat Tabletten. Zinksulfat kann Magenprobleme verursachen

• Versuchen Sie, Zink auf nüchternen Magen mit einem vollen Glas Wasser zu sich zu nehmen. Sollten Sie davon Magenkrämpfe bekommen oder Ihnen übel werden, dann nehmen Sie es zusammen mit Nahrung ein. Seien Sie sich aber bewusst, wenn Sie Zink in Verbindung mit Nahrungsmitteln einnehmen, besonders solchen mit viel Phosphor oder Kalzium (wie Vollkornprodukte, Hülsenfrüchte, Mich, Nüsse), dann behindert dies die Zinkaufnahmen und Zink kann dann nicht vollständig absorbiert werden.

Auch das Spurenelement Chrom ist hilfreich bei der Behandlung von Akne. Chrom heilt Hautinfektionen und beschleunigt die Heilung. Außerdem verhindert es weitere Akne-Ausbrüche.

6. VITAMIN A THERAPIE

Retinoide sind Vitamin-A-Derivate und reduzieren die Talgproduktion. Es handelt sich um chemische Substanzen, die dem Vitamin A verwandt sind und innerlich und äußerlich bei Akne erfolgreich angewendet werden. In der Umgangssprache wird oft Retinol mit Vitamin A gleichgesetzt. Retinol ist wichtig für das Wachstum von Hautzellen und sehr wirkungsvoll bei Akne, da es die Talgproduktion vermindert und Infektionen entzündeter Talgdrüsen eindämmt.

Retinole sorgen in der obersten Hautschicht, der Epidermis, dass sich nicht zu viel Hornsubstanz bildet und können Entzündungen der Haut lindern.

Retinole sind hoch wirksam und werden oftmals Salben beigemischt, so dass Sie sie auf den betroffenen Hautstellen auftragen werden können. Retinole gibt es auch als Tabletten. Diese sollten aber nur in schweren Formen verwendet werden. Retinole haben einige Nebenwirkungen, sodass es empfehlenswert ist, die Einnahme oder Anwendung mit einem Arzt zu besprechen. Retinoide können auch langfristig helfen, im besten Fall können sie Akne und andere Hautkrankheiten sogar heilen.

Und so funktioniert´s:

• Besorgen Sie sich Retinaldehyd (auch Retinal genannt) 0,05 - 0,075% als Creme: es ist das einzige antibakterielle

Retinoid und verursacht am wenigsten Hautirritationen. Alternativ können Sie auch Retinol (1%) verwenden.

• Legen Sie abhängig vom Hauttyp Dosis und Häufigkeit fest. Hellhäutige Personen (Blond- und Rothaarige) sollten eine geringere Dosis und Häufigkeit wählen als Personen mit einem dunkleren Teint. Die Reaktionszeit kann zwischen wenigen Tagen bis zu einigen Wochen betragen.

• Starten Sie mit einer Behandlung alle 2 Tage. Wenn es zu einem Peeling, Brennen oder einer Rötung kommt, war dies Dosis zu groß und sie sollten die Behandlung für 4-5 Tage unterbrechen bevor Sie sie wiederaufnehmen. Eine anfängliche Schuppenbildung und Schälung der Haut ist üblich, da sich die Hautzellen regenerieren. Dies ist kein Grund aufzugeben und mit der Zeit gewöhnt sich die Haut daran.

• Verwenden Sie die Retinol Creme nur nachts, da Retinoide durch Licht inaktiviert werden.

• Bevor Sie die Creme auf Ihr Gesicht auftragen, sollten Sie Ihr Gesicht waschen und mindestens 15-30 Minuten warten. Waschen macht die Haut sehr empfindlich und sensibel und kann zu Reizungen führen.

• Verwenden Sie zusätzlich eine natürliche Sonnencreme, wenn Sie in die Sonne gehen.

• Tragen Sie die Creme nur sehr spärlich um die empfindlichen Nasolabialfalten auf.

• Verwenden Sie ein geöffnetes Retinolprodukt innerhalb von einem Monat und halten Sie den Deckel gut geschlossen, um Lichteinwirkungen auf die Creme zu minimieren.

• Verwenden Sie keine Retinol-Creme wenn Sie schwanger sind oder vorhaben, schwanger zu werden, da Retinoide fruchtschädigend wirken können.

• Kombinieren Sie zu Beginn der Behandlung topisches Retinoid mit einer topischen entzündungshemmenden Creme (z.B. Erythromycin, Benzoyl-peroxid)

7. PROBIOTIKA

Beginnen Sie mit der Einnahme einer qualitativ hochwertigen probiotischen Nahrungsergänzung (oder besser, lernen Sie fermentierte Lebensmittel herzustellen).

Probiotika sind lebende Mikroorganismen, vor allem Bakterien, die für die Gesunderhaltung des Körpers extrem wichtig sind. Akne hat eine starke Verbindung zum Verdauungstrakt, und dieser ist voller guter und schlechter Bakterien. Ziel ist es, das Gleichgewicht zugunsten der guten Bakterien herzustellen. Probiotika sind voll von diesen guten Bakterien und unterstützen positiv die Darmflora und stärken das Immunsystems.

Gleichzeitig sollten Sie Ihren Zucker- und Kohlenhydratkonsum reduzieren, um den "schlechten" Bakterien ihre Lieblingsnahrung zu entziehen.

Beispiele für probiotische Lebensmittel sind Joghurt, Rohmilch, Kefir, Miso, Tempeh, Nattō (fermentiertes Soja), einige Käsesorten und Sauerkraut.

8. WASSER

Trinken Sie reichlich gutes und gereinigtes Wasser! Wasser erleichtert das Wachstum und die Regeneration der Zellen, es transportiert die Abfälle aus dem Körper, entfernt abgestorbene Hautzellen und verbessert die Hautfarbe.

9. SPORT UND SCHWITZEN

Treiben Sie Sport! Sport senkt dauerhaft die Blutzuckerwerte. Durch das Schwitzen werden Giftstoffe aus der Haut transportiert und die Talgproduktion optimiert. Gehen Sie auch oft ins Freie in die Sonne und besuchen Sie ab und zu eine Sauna.

10. SCHLAF

Schlafen Sie ausreichend! Gesunder Schlaf (ca. 8 Stunden in einem abgedunkelten Raum) verbessert nachweislich das Immunsystem und reduziert Stress.

11. VITAMIN D / SONNENLICHT

Viele Menschen insbesondere in unseren Breitengraden leiden unter einem Vitamin D Mangel und es kommt zu Infektionen in der Haut oder anderswo im Körper. Der Grund ist ein schlechtes Immunsystem, da der Körper zu wenig Sonnenlicht abbekommt.

Vitamin D fördert die Produktion eines breiten Spektrums an antimikrobieller Antibiotika und damit über 200 Abwehrpeptiden, die essentiellen Komponenten der körpereigenen Immunabwehr.

Wenn Sie die Möglichkeit dazu haben, sollten Sie sich täglich für 30 bis 40 Minuten mit entblößter Haut in die Sonne legen bis die Haut leicht rosa wird (sozusagen das "eingebaute" Signal, dass Ihre Haut genügend Vitamin D produziert), ohne Hut, ohne Sonnenbrille und ohne Sonnencreme (eine Sonnencreme verhindert die Vitamin-D-Produktion in der Haut; viele Sonnencremes enthalten zudem gefährliche krebserregende Chemikalien). Am besten ist die Zeit zwischen 10:00 und 14:00 Uhr.

In vielen Breitengraden haben Sie leider kaum eine Möglichkeit für ein tägliches Sonnenbad. Dann sollten Sie eine sichere Sonnenbank mit natürlichen Lichtfrequenzen nutzen.

12. ECHINACEA

Echinacea kann die Talgdrüsenfunktion normalisieren, indem es den Endocannabinoid Rezeptor-1 (CB1) blockiert, der verantwortlich ist für die Talgdrüsenproduktion. Dies ist allerdings bislang noch nicht wissenschaftlich bewiesen.

13. ENTZÜNDUNGEN VERHINDERN

Omega-3 und Omega-6-Dihomo-Gamma-Linolensäure (DGLA) sind entzündungshemmende Fettsäuren. Sie sind essentielle Bestandteile unserer Ernährung und es wird ihnen eine entzündungshemmende Wirkung zugeschrieben. Dadurch sind diese Fettsäuren im Kampf gegen Akne sehr wirkungsvoll.

Omega-3 Fettsäuren steuern die Produktion von Leukotrien B4. Diese aktivieren PPARα (zytosolische Androgenrezeptoren), ein Molekül, das die Talgproduktion und die Bildung von hornbildende Zellen steuert. Omega-3 können Sie am besten als Nahrungsergänzung wie Neptune Krill Öl oder Lebertran Öl (bei Niedertemperatur verarbeitetes) zu sich nehmen. Auch in Nüssen, Avocados, Leinsamen, Chiasamen und Hanfsamenölen und fettem Fisch wie Thunfisch und Lachs finden sich Omega-3 Fettsäuren.

Omega-6-DGLA ist enthalten in schwarze Johannisbeeren und Borretschöl (Gurkenkrautöl), Nachtkerzensamenöl,

Hanföl und Hanfsamen und in geringerem Umfang auch in Hafer.

Eine Anfang 2014 von koreanischen Forschern publizierte randomisierte, Doppelblind-Studie konnte den positiven Effekt der Omega-3-Fettsäuren Docosahexaensäure und Eicosapentaensäure sowie der Omega-6-Fettsäure Gamma-Linolensäure (GLA) bei Akne nachweisen.

Die Studienautoren um Jae Yoon Jung kamen dabei zu der Erkenntnis, dass sowohl Omega-3-Fettsäuren, als auch die Gamma-Linolensäure eine herkömmliche Akne-Therapie sinnvoll ergänzen.

14. MAGNESIUMSULFAT (BITTERSALZ)

Nutzen Sie entzündungshemmendes Magnesium, um Giftstoffe und Mitesser aus dem Haut zu ziehen.

So funktioniert es:

1. Bittersalzpaste

• Stellen Sie eine Bittersalzpaste her: 2 EL. Bittersalz in einen kleinen Behälter geben, und 250 ml warmes Wasser hinzufügen. Mit einem Löffel umrühren bis sich die Salze gelöst haben und sich eine dicke Paste gebildet hat.

• Tragen Sie die Paste auf den betroffenen Hautstellen auf (nicht einreiben!)

• Lassen Sie die Paste für 10-15 Minuten einwirken, bevor Sie sie mit kaltem Wasser abspülen.

• Wiederholen Sie die Prozedur 2 Mal täglich.

2. Bittersalzbad

Nehmen Sie ein Bittersalz Bad. Dies behandelt Akne auf Rücken, Nacken, Schultern und Gesäß und fördert die Magnesiumaufnahme in den Körper.

• Geben Sie 2 Tassen Bittersalz zu fließendem Wasser in ein körperwarmes Bad

• Genießen das Bad für 30 Minuten

15. TOPISCHES LAVENDELÖL

Lavendel ist schon seit Jahrhunderten ein wichtiges Heilkraut, dem unterschiedlichste positive Wirkungen auf unsere Gesundheit zugeschrieben werden. Auch gegen Pickel und Akne kann Lavendel eingesetzt werden. Dabei bekämpft das Heilkraut Pickel auf zwei verschiedene Weisen.

Wichtig sind vor allem die beiden Stoffe Linalool und Linalylacetat, da sie einen direkten Einfluss auf unser Hautbild haben. Linalool hat eine antibakterielle Wirkung aus und sorgt dafür, dass Bakterien abgetötet werden und entzündete Pickel schnell abheilen. Linalylacetat hat eine nervenberuhigende Wirkung, die einem dabei hilft sich zu entspannen. Da Stress ein nicht zu unterschätzender Faktor bei der Entstehung von Pickeln ist, wirkt Lavendel folglich gleich in doppelter Hinsicht im Kampf gegen Pickel und Akne.

So funktioniert es:

• Lavendeltee: mit heißem Wasser aufgießen und trinken und/oder ein Gesichtsbad nehmen. So kommt die antibakterielle Wirkung des Lavendels zur Geltung.

• Ätherisches Lavendelöl: direkt auf die Haut aufgetragen. Es wirkt antibakteriell und sorgt dafür, dass entzündete Pickel schnell verschwinden. Lavendelöl ist auch Bestandteil zahlreicher Cremes und Salben.

• Lavendel Badezusatz: Nehmen Sie mit Lavendel ein nervenberuhigendes Vollbad.

• Reines Lavendelöl: In vielen Apotheken kann man Lavendelöl auch in reiner Form kaufen. Mit einem Wattestäbchen direkt auf einzelne Pickel aufzutragen. Reines Lavendelöl aber nicht großflächig auf das Gesicht auftragen.

16. HORMONHAUSHALT REGULIEREN MIT DIM

Es gibt viele Chemikalien in unserer Umgebung - in unserer Nahrung, Plastik etc. - die das Hormon Östrogen nachahmen. Wenn diese östrogenartigen Umweltgifte in den Körper gelangen, dann bewirken sie eine Erhöhung der Androgenhormone (Testosteron), um die erhöhte Östrogenbelastung anzupassen. Dies wiederum kann dann zu Akne führen.

Betroffen sind davon sowohl Männer als auch Frauen.

DIM (Diindolylmethan) ist ein Antioxidans, das im Körper bei der Verdauung entsteht. Es unterstützt den Körper, gefährliche Östrogene aus Umweltgiften auszuscheiden. In besonders hoher Konzentration ist DIM in Kohlgemüse enthalten (wie Brokkoli, Rosenkohl, Blumenkohl). Es empfiehlt sich daher, regelmäßig biologisches, unbehandeltes Kohlgemüse zu essen oder DIM als Nahrungsergänzungsmittel einzunehmen, um hormonell bedingten Akneausbrüchen entgegenzuwirken.

17. MIT NEGATIVEN SELBSTGESPRÄCHEN UND GEDANKEN SOFORT AUFHÖREN

Stress ist ein bedeutender Auslöser für Akne. Und was gibt es nicht Stressvolleres, als sich mit negativen Gedanken, wie "Du bist hässlich, wertlos, dumm, nicht gut genug" etc. selbst herunterzuziehen. Stellen Sie sich nur mal vor, welchen Stress Sie bei jemand anderem verursachen würden, wenn Sie ihm so etwas ins Gesicht sagen würden.

Das Gleiche passiert, wenn Sie es sich selbst einreden. Hören Sie sofort auf damit und ändern Sie es in einen positiven Dialog und werden Sie ein mitfühlender Freund von sich selbst. Auch wenn es Ihnen auf den ersten Blick erscheinen mag, dass dies nichts mit Ihrer Akne zu tun hat. Ich garantiere Ihnen, dass es einen sehr großen Unterschied macht für Ihre Haut, Ihr Glück und Ihr Leben, wenn Sie liebevoll mit sich selbst umgehen.

Kapitel 6: Behandlung von Akne mit MMS / CDS

Auch wenn es sich bei der im Folgenden gezeigten Behandlungsmethode nicht um eine natürliche handelt, sondern um eine Chemikalie, möchte ich aufgrund der vielen positiven Erfahrungsberichte von Betroffenen und des großen Erfolges in der Akne-Behandlung diese hier ebenfalls erwähnen. Diese Methode ist insbesondere dazu geeignet, um infizierende Bakterien wirksam abzutöten. Akne Betroffene berichten, dass sie hiermit bereits innerhalb einer Woche Akne erfolgreich behandeln konnte.

Inwieweit Sie diese chemische Methode anwenden möchten oder ausschließlich auf rein natürlichem Weg, obliegt Ihrer persönlichen Verantwortung. Ich empfehle Ihnen daher, sich zuvor nochmals genau zu informieren. Ich möchte Sie aber schon vorwarnen: Sie werden im Internet genauso viele Menschen finden, die dies verteufeln bis hin zu Personen, die hiervon begeistert sind. Ich persönlich habe sehr gute Erfahrungen damit gemacht, und verwende es auch für andere Beschwerden.

Sollte dies für Sie nicht in Betracht kommen, dann können Sie auch direkt weiter zum nächsten Kapitel gehen, in dem ich weitere natürliche Methoden vorstelle.

Bei der erwähnten Chemikalie handelt es sich um angesäuertes Natriumchlorit. Dies ist ein wirksames antimikrobielles Mittel.

Es ist auch bekannt unter der Bezeichnung MMS (*Master Mineral Solution* oder *Miracle Mineral Supplement*) oder in Deutschland unter CDS (**Chlordioxidlösung**). Es ist ein hoch wirksames Antibiotikum, um sehr schnell Akne zu behandeln.

MMS bzw. CDS wurde von dem Amerikaner Jim Humble entdeckt und bewirkt auch bei der Behandlung vieler anderer Krankheiten wahre Wunder. Diese Methode tötet Akne-Bakterien, ohne die Haut zu beschädigen. In seinem Buch "MMS - Der Durchbruch" beschreibt Jim Humble, wie sich jeder dieses Präparat zuhause selbst preisgünstig herstellen kann. Sie finden hierzu inzwischen auch jede Menge Videos auf YouTube.

MMS bzw. CDS ist kein fertiges Präparat, sondern besteht aus zwei Komponenten, die vor der Anwendung zusammengemischt werden müssen. Diese Komponenten werden üblicherweise zur Trinkwasserreinigung und zur Desinfektion von Oberflächen verwendet.

- Komponente 1: 25% Natriumchlorit (NaClO2)
- Komponente 2: 4% Salzsäure HCl (oder 50% Zitronensäure als Aktivator)

Die beiden Komponenten werden gemischt. Anschließend ist die Mischung mit Wasser zu verdünnen, bevor sie auf die Haut aufgetragen werden darf.

Wie bereits der berühmte Arzt und Naturforscher Paracelsus sagte ist es die Dosis, die das Gift macht. Und genauso ist es auch hier. Es geht nicht darum, sich einen halben Liter Salzsäure auf die Haut zu geben, sondern eine Mischung aus beispielsweise 1 Tropfen 25% NaClO2 und 1 Tropfen 4% Salzsäure herzustellen, dies für 45 Sekunden wirken lassen und dann mit Wasser verdünnen.

Dies ist als Set beispielsweise bei Amazon oder bei der Firma BioPure.eu erhältlich. Inzwischen gibt es aber auch schon 1-Komponenten-Präparate, die direkt einsetzbar sind.,

MMS bzw. CDS kann sowohl innerlich (zur inneren Reinigung) als auch äußerlich angewendet werden. Seine Wirkung lässt sich mittels DMSO (Dimethylsulfoxid) noch verstärken. DMSO ist in der Lage, die Zellmembrane zu durchdringen. In Verbindung mit MMS kann somit die Chlordioxid-Lösung noch tiefer in die Haut eindringen, um dort die Bakterien dort abzutöten.

<u>Und so funktioniert die Anwendung:</u>

• Waschen Sie zuerst Ihr Gesicht wie gewohnt.

• Tränken Sie einen Wattebausch mit der vorbereiteten Chlordioxid-Lösung (s. Anleitung unten)

• Spülen Sie mit dem getränkten Wattebausch Ihr Gesicht

• Wenn Sie zusätzlich DMSO verwenden wollen, um die Wirkung zu verstärken: Mischen Sie die Chlordioxid-Lösung mit DMSO in einem Glas (kein Plastik) und verteilen Sie sie mit Ihren bloßen Fingern dünn auf den betroffenen Bereichen der Haut. Sie können auch einen Wattebausch verwenden, dieser sollte aber auf jeden Fall organisch sein, denn DMSO transportiert natürlich auch andere Chemikalien in ihren Körper, was Sie sicherlich nicht wollen (daher am besten einfach mit den Fingern auftragen).

• Kommen Sie mit der Lösung nicht in die Augen.

• Warten Sie mindestens 30 Minuten, bevor Sie eine andere Creme auftragen.

<u>Anleitung zur Herstellung einer Chlordioxid-Lösung mit der 2-Komponenten-Variante zur äußeren Anwendung:</u>

• Geben Sie 20 Tropfen 25% Natriumchlorit in ein Glas

• Geben Sie 20 Tropfen 4% Salzsäure in ein Glas

• Warten Sie mindestens 45 Sekunden

• Geben Sie 60 ml Wasser hinzu

• Füllen Sie es in eine Sprühflasche und besprühen mehrmals täglich die betroffenen Hautstellen (oder auf einen Wattebausch geben und vorsichtig die Hautstellen abtupfen)

Wenn Sie zusätzlich DMSO verwenden wollen, um mit der Lösung noch tiefer in die Haut zu dringen:

Fügen Sie der Lösung 20 ml DMSO hinzu, bevor Sie es in eine Sprühflasche geben oder mit dem Finger auf der Haut verteilen.

Herstellung zur inneren Anwendung:

- Füllen Sie 1 Tropfen 25% Natriumchlorit in ein Glasgefäß.
- Dann fügen Sie 1 Tropfen 4% HCL als Aktivator hinzu.
- Diese Mischung lassen Sie für mindestens 45 Sekunden stehen.
- Dann fügen Sie Wasser hinzu (oder Kamillentee oder Pfefferminztee, wenn Ihnen der Geschmack unangenehm ist) und trinken dies.
- Am nächsten Tag steigern Sie die Menge auf 2 Tropfen (2 Tropfen Natriumchlorit + 2 Tropfen 4% HCl). Und so weiter - bis Sie bei maximal 15 Tropfen pro Tag angekommen sind.

Wichtig bei der inneren Anwendung ist es, mit einer sehr geringen Menge anzufangen. Fangen Sie also mit 1 Tropfen an und steigern Sie es langsam bis auf maximal 15 Tropfen pro Tag. Wie gesagt, es gibt inzwischen CDL Chlordioxid auch als Fertiglösung, sodass sie nicht mehr aus den beiden Komponenten gemischt werden muss.

Weitere Infos zur Herstellung und Dosierung erhalten Sie auch in deutschen MMS Selbsthilfe Foren.

Kapitel 7: Gesichtsreinigung

In diesem Kapitel stelle ich zahlreiche natürliche Methoden zur Gesichtsreinigung vor. Es ist wichtig, das Fett vom Gesicht zu entfernen, damit es sauber bleibt. Die Haut produziert selbst Fett, welches benötigt wird, damit die Haut schön gesund und weich bleibt. Wenn man sie zu oft reinigt und zudem noch Produkte benutzt, die die Haut zu sehr angreifen, dann werden diese natürlichen Fette entfernt, was dazu führt, dass die Haut austrocknet.

Ich empfehle Ihnen, sich Ihre Reinigungsprodukte künftig aus natürlichen Produkten und ätherischen Ölen selbst herzustellen. Wie das geht, zeigen wir im nächsten Kapitel. Sollten Sie weiterhin handelsübliche Produkten einkaufen, sollten Sie dabei auf folgendes achten bzw. bedenken:

SEIFEN

Die meisten handelsüblichen Seifen enthalten sehr starke Reinigungssubstanzen und wenn diese im Gesicht benutzt werden, dann werden die natürlichen Fette der Haut komplett entfernt. Zusätzlich enthalten die meisten Badeseifen starke Parfüme und andere Zusätze, die eher für die Dusche geeignet sind, aber nichts im Gesicht verloren haben, da sie dem Gesicht eher schaden. Parfüme und Farbstoffe können sehr irritierend für die Gesichtshaut sein. Wichtig ist, dass es eine organische antibakterielle Seite ist. Seien Sie aber sanft zu

Ihrer Haut. Zuviel waschen stimuliert die Talgproduktion, welche wiederum Akne fördert. Teebaumöl ist ein sehr gutes Antibiotikum für die Haut und wird in vielen Lotionen und auch Seifen verwendet.

ADSTRINGENTIEN

Per Definition ist ein Adstringent eine Substanz, die dafür sorgt, dass sich die Haut zusammenzieht. Wenn ein solches Adstringent auf der Haut aufgetragen wird, dann ziehen sich die Blutgefäße zusammen und die Proteine gerinnen. Dadurch verhärtet sich dann die Haut. Den meisten, die Akne haben, wurde an irgendeinem Punkt erklärt, sie sollten Adstringentien benutzen, damit die Haut trockener wird und nicht mehr so fettig aussieht. Aber diese entfernen nur das natürliche Fett der Haut und behandeln überhaupt nicht die Akne. Die Haut wird lediglich trockener, was aber auch nicht die Lösung ist. Eine solche Behandlung hat eher Nachteile als Vorteile und heilen werden Sie Ihre Akne damit mit Sicherheit nicht.

GESICHTSWASSER

Gesichtswässer sind tatsächlich sehr gut für das Gesicht. Sie schließen die Poren, nachdem Sie das Gesicht gewaschen oder eine Maske angewendet haben. Außerdem absorbieren sie überflüssigen Talg und geben der Haut Feuchtigkeit, wo sie zu trocken ist. Gesichtswasser helfen, den Reinigungsprozess abzuschließen und geben der Haut Feuchtigkeit, ohne die natürlichen Fette der Haut abzuwaschen.

AKNE REINIGUNGSLOTION

Die als Akne Reinigungslotion verkauften Produkte enthalten üblicherweise eine Konzentration von Benzoyl Peroxid, welches hilft, den überschüssigen Talg zu entfernen und Bakterien, die Akne verursachen können, zu bekämpfen. Das Problem dabei ist, dass man sie für das ganze Gesicht benutzt und nicht nur für die Problemstellen, was die gesunde Haut unnötig angreift.

Benutzen Sie am besten Gesichtsreiniger die als speziell für empfindliche Haut vermarktet werden. Diese Produkte sind zumeist frei von Parfümen und anderen Zusatzstoffen, die die Haut belasten können. Meist haben sie auch weniger echte Seife, was gut für Haut ist, die anfällig für Akne ist. Je weniger Seife auf der Haut aufgetragen wird, desto besser für Ihre Haut, da sie weniger irritiert wird.

Emulsionen und natürliche Feuchtigkeitscremes sollten in den Gesichtsreinigern enthalten sein, die Sie benutzen. Diese können auch Zeramide, natürliche Öle und Fette enthalten, die wichtig sind, um die Haut gesund zu halten.

Ihre Reiniger sollten immer hohe Vitaminkonzentrationen enthalten. Vor allen Dingen von Vitamin A, C und E. Schauen Sie auf dem Etikett nach.

GESICHTSMASKEN

Vielen Leuten, die anfällig für Akne sind, wird geraten Gesichtsmasken anzuwenden. Es wird versprochen, dass diese die ganzen Bakterien bekämpfen und aus der Haut rausziehen, zusammen mit dem Schmutz und dass die oberste Gesichtshaut abpellt, während die Haut gleichzeitig Feuchtigkeit bekommt.

Es gibt einige Gesichtsmasken, die all diese Dinge tun können, aber Sie müssen wählerisch sein, wenn Sie diese ausprobieren. Hier sind einige Dinge, an die Sie denken sollten:

• Vermeiden Sie Gesichtsmasken, die direkt schon Anti-Akne Inhaltsstoffe enthalten. Dies deswegen, weil solche Mittel in so hoher Konzentration die Haut vollkommen austrocknen und irritieren können.

• Die Bereiche rund um Ihre Wangen und an Ihren Augen sind die empfindlichsten Stellen in Ihrem Gesicht. Ihre Gesichtsmaske sollte diese Bereiche frei lassen und stattdessen auf der Stirn, der Nase und dem Kinn aufgetragen werden.

• Benutzen Sie immer eine Feuchtigkeitscreme nach einer solchen Gesichtsmaske – egal welchen Typ Sie benutzen. Denn die meisten von ihnen werden eine Trockenheit hinterlassen, auch wenn sie versprechen, dass ein Feuchtigkeitsmittel in der Maske enthalten ist.

Kapitel 8: Natürliche Inhaltsstoffe

Benutzen Sie nur die besten Produkte für Ihre Haut und achten Sie auf natürliche Inhaltsstoffe. Diese enthalten z.B.:

KOKOS-PROPYL-BETAIN

Dies ist ein Kokosöl. Durch die natürliche Feuchtigkeit hilft es auf natürliche Weise zu verhindern, dass der Haut der natürliche Fettfilm entzogen wird. Zudem verstopft es nicht die Poren oder Follikel und es erlaubt der Haut immer noch „zu atmen".

GEMÜSE-GLYZERIN

Dieser Feuchtigkeitsspender zieht die Feuchtigkeit an und sorgt dafür, dass diese auch in der Haut festgehalten wird, ohne die Poren zu verstopfen. Weil es aus Gemüse hergestellt wird, ist es sehr natürlich und weniger schädlich als andere Feuchtigkeitscremes.

KAMILLE

Dieses natürliche Produkt hat antiseptische Eigenschaften, die trockener Haut helfen, sich zu heilen.

WALNUSSSCHALENEXTRAKT

Dies ist ein mildes Antiseptikum und ein natürliches Mittel, das die Haut sanft von toten Hautschüppchen befreien kann.

FENCHELEXTRAKT

Fenchel ist sehr gut um die Haut zu beruhigen, sowohl von innen, als auch von außen. Viele Menschen mit Verdauungsbeschwerden nehmen Fenchel, um den Magen zu beruhigen. Der Extrakt hat milde antiseptische Eigenschaften, die der empfindlichen Haut helfen.

PFEFFERMINZÖL

Dieses Öl ist erfrischend und feuchtigkeitsspendend. Es hilft der Haut sich zu entspannen und kann auch bei Muskelschmerzen und Krämpfen eingesetzt werden.

HOPFENEXTRAKT

Dieses Extrakt liefert eine Tönung für das Gesicht und verstärkt den Blutfluss zur Haut. Es kann auch helfen, irritierte Haut zu beruhigen und kann Rötungen und Schwellungen abklingen lassen, sowie andere Störungen an der Hautoberfläche.

OLIVENBLÄTTEREXTRAKT

Olivenöl ist sehr gut für die Haut. Es spendet der Haut nicht nur Feuchtigkeit, sondern hat auch entzündungshemmende und antibakterielle Eigenschaften. Der Extrakt von Olivenblättern wirkt als natürlicher Feuchtigkeitsspender ohne die Haut zu irritieren.

FRUCHTEXTRAKT

Der Saft und die Extrakte der meisten Früchte sind perfekt für die Haut – insbesondere für die empfindliche Gesichtshaut.

SCHAFGARBENEXTRAKT

Schafgarbe hilft die Blutzirkulation anzuregen, was der Haut dabei hilft, sich selbst zu heilen. Es wird oft bei sehr empfindlicher Haut empfohlen.

MISTELZWEIGEXTRAKT

Dieser Extrakt hat sehr milde und feine antiseptische Eigenschaften die sehr gut für fettige Haut sind. Andere Extrakte, nach denen Sie Ausschau halten sollten, enthalten Zuckerextrakte, sowohl von Ahorn und braunem Zucker, sowie Gemüseglyzerine.

MANDELÖL

Mandelöl ist sehr nährstoffreich und gut geeignet für trockene und Problemhaut. Es hilft bei der Zellregeneration und Zellheilung und ist hervorragend geeignet, um Narbenbildung zu verringern.

BERGAMOTTE

Bergamotte ist eines der Zitrusöle, hat aber nicht den typischen Zitrusduft. Es lässt sich gut mit anderen Ölen kombinieren. Es beruhigt die Haut und ist gut für die Aknebehandlung geeignet. Da das Öl phototoxische Eigenschaften hat, sollte darauf geachtet werden, es nie vor dem Ausgehen in die Sonne aufzutragen.

GERANIUM

Geranium hat einen ziemlich strengen Geruch und riecht eher wie ein Kraut als wie eine Blume. Dennoch wird der Geruch als "blumig" eingestuft und als Ersatz für Rosenöl in Mischungen verwendet (da echtes Rosenöl sehr teuer ist). Geranium ist ein sanftes Öl und hervorragend für die Haut geeignet. Bei der Selbstherstellung muss Geraniumöl vor dem Gebrauch verdünnt werden und wird in der Mischung mit Lavendelöl zur Behandlung von Narben und allergischen Hautreaktionen verwendet.

Kapitel 9: Welche Anti-Akne-Produkte Sie vermeiden sollten

Leider sind Produkte, die eigentlich gegen Akne wirken sollten, manchmal das schlechteste, was Sie Ihrer Haut antun können. Wenn diese eine hohe Konzentration an Anti-Akne-Inhaltsstoffen haben, dann können diese Ihre Haut austrocknen und sie weiter irritieren, was weitere Akneausbrüche fördern kann.

Gerade Produkte gegen Akne enthalten oftmals viel Alkohol oder Azeton, die nichts weiter tun, als Ihr Gesicht auszutrocknen und die zudem Rötungen, Abschälen und ein Stechen der Haut verursachen. Ihr Gesicht kann druckempfindlich werden und sogar noch mehr Probleme mit Akne bekommen.

Es ist daher gut, wenn man versteht, welche allgemeinen Inhaltsstoffe in Akne-Medikamenten enthalten sind, so dass Sie die beste Entscheidung für die Behandlung Ihrer eigenen Akne treffen können. So können Sie verhindern, dass Sie eine falsche Entscheidung treffen, die Ihrer Haut schaden kann.

Manche Akne-Produkte wirken indem sie die Bakterien abtöten, die die Akne mit verursachen. Andere Akne-Produkte entfernen den überflüssigen Talg von der Haut oder sorgen dafür, dass die toten Hautschüppchen entfernt werden, damit der Talg wieder abfließen kann. Und manche dieser Produkte sind eine Kombination aus mehreren dieser Möglichkeiten.

BENZOYL-PEROXID

Dies ist ein sehr starkes Mittel und kombiniert zwei Dinge: es tötet die Bakterien um den Akneherd herum und entfernt zudem überschüssigen Talg. Es mag vielleicht einigen von Akne Betroffenen helfen, aber in der Regel ist dieses Mittel viel zu aggressiv. Es ist daher wichtig, wenn Sie es verwenden wollen, das Mittel nur auf die betroffenen Bereiche aufzutragen, da es sonst zu Rötungen kommt und Hautirritationen verursacht und sogar leichte Schwellungen. Da es auch den schützenden Talg entfernt, kann die Haut empfindlicher gegenüber Sonnenlicht werden und damit die Chance erhöhen, einen Sonnenbrand zu bekommen. Aufgrund all dieser Nachteile ist von Produkten mit diesem Inhaltsstoff eher abzuraten.

SALIZYLSÄURE

Viele Anti-Akne Produkte enthalten Salizylsäure, da diese das Abschälen der Haut innerhalb der Haarfollikel verlangsamen - somit können diese nicht so schnell verstopfen. Denken Sie daran, dass es nicht nur Schmutz und Talg sind, die Akne auslösen. Wie beim Benzoyl-Peroxid gibt es Salizylsäure in verschiedenen Stärken und Prozentanteilen. Zumeist reichen diese von 0,5-2%. Wenn Sie ein Produkt benutzen, das Salizylsäure enthält, dann ist es am besten mit einer kleinen Konzentration zu starten, da auch diese Rötungen und Irritationen verursachen kann. Auch die höhere Empfindlichkeit gegenüber Sonnenlicht ist hier negativ anzumerken. Auch dieser Wirkstoff ist nur mit äußerster Vorsicht, wenn überhaupt zu verwenden.

GLYKOLSÄURE

Glykolsäure wirkt, indem sie die äußeren toten Hautzellen entfernt und es hat zudem eine exzellente Schälwirkung. Die Inhaltsstoffe reichen sehr tief in die Haut hinein, bis hin zu den Haarfollikeln und ermöglichen es dadurch, direkt an den Stellen zu wirken, wo auch die Akne entsteht.

Glykolsäure wird oft benutzt, um auch die Salizylsäure in die tiefen Hautschichten zu leiten, bis zu den Haarfollikeln. Deshalb kann es auch vorkommen, dass beide Inhaltsstoffe zusammen auf der Verpackung draufstehen. Wenn man es zu häufig benutzt, dann kann es zu einer vorzeitigen Hautalterung führen und kann extreme Austrocknung, Rötungen und Hautirritationen verursachen.

SCHWEFEL UND RESORZINOL

Schwefel und Resorzinol werden selten einzeln benutzt, sondern man findet diese häufig zusammen in Akneprodukten. Sie wirken, indem sie die abgestorbenen

Hautzellen und den überflüssigen Talg entfernen. Es sind sehr starke Produkte, die die Pickel und Mitesser aufbrechen können. Auch sie verursachen allerdings häufig Rötungen, einen Schäleffekt der Haut, Stiche und ein Unwohlsein für mehrere Tage. Auch hiervon ist eher abzuraten.

ALKOHOL, AZETON

Alkohol trocknet die Haut aus und sollte möglichst auch vermieden werden. Wenn Sie sich die Etiketten der Akneprodukte ansehen, dann werden Sie häufig auch einen Alkoholanteil in der einen oder anderen Form entdecken. Viele Produzenten dieser Medikamente fügen Alkohol hinzu, damit das überschüssige Fett von der Haut entfernt wird. Aber meistens sind diese Produkte so stark, dass sie der Haut eher schaden.

Azeton ist fast genauso. Es trocknet das überflüssige Fett weg, aber entfernt gleichzeitig auch den natürlichen Talg, welchen die Haut benötigt, um weich zu bleiben. Es ist ein sehr starkes Mittel, das nicht in sehr vielen Akneprodukten verwendet wird, weil es halt so stark ist. Wenn Sie es benutzen müssen, dann tragen Sie es sehr sparsam auf.

TIPPS

Sollten Sie trotz all der Risiken und Schädlichkeit eines der genannten Anti-Akne-Produkte anwenden, dann hier ein paar Tipps:

• Sorgen Sie dafür, dass wann immer Sie ein Produkt gegen Akne anwenden, dass Sie es sparsam einsetzen und nur dort, wo Sie wirklich Problemstellen haben. Tragen Sie es nicht einfach auf das gesamte Gesicht auf, weil Sie denken, es würde Akne vorbeugen.

• Ihre Wangen und Ihr Augenbereich, sowie der Mundbereich sind sehr empfindlich und sollten von Aknebehandlungen ausgeschlossen werden. Dies gilt natürlich nur für den Fall, dass dort keine Akne auftritt. Wenn Sie auch dort Probleme haben, dann sollten Sie keine scharfen Produkte anwenden, sondern auf mildere Produkte zurückgreifen.

• Es ist am besten, wenn Sie die Anti-Akne Produkte nur einmal am Tag anwenden – am besten während der Nacht. Denn Ihre Haut arbeitet nachts daran, sich zu reparieren, wenn Sie schlafen, deswegen ist es wichtig, sie nachts einzusetzen. Gerade Frauen sollten dies so praktizieren, da ansonsten das Make-up flockig werden kann und dadurch unschön aussieht. Als Grundlage für Make-up sind diese Mittel nämlich nicht geeignet.

- Wenn Ihre Haut Rötungen bekommt, entzündet aussieht oder stark juckt bei der Anwendung von solchen Produkten, dann sollten Sie entweder sofort aufhören, das Produkt anzuwenden, oder aber Sie versuchen es erst einmal nur jeden 2. Tag zu benutzen, statt täglich. Sollte dies immer noch nicht helfen, dann wenden Sie sich an Ihren Hautarzt und bitten ihn, Ihnen ein anderes Präparat zu verschreiben.

Kapitel 10: Eigene Reinigungsprodukte herstellen

Die Verwendung von natürlichen Inhaltsstoffen ist wahrscheinlich das Beste, was Sie tun können, da natürliche Bestandteile Ihre Haut weitaus weniger reizen werden, als z.B. starke Chemikalien und andere Produkte. Herkömmliche Reinigungsprodukte trocknen oftmals die Haut aus und sind meist zu hart für die Haut.

Es ist nicht weiter schwer, Gesichtsreinigungsmittel und Masken mit natürlichen Inhaltsstoffen zu Hause zu machen. Wie bei allen Produkten, die Sie benutzen, sollten Sie bei Irritationen der Haut nach Anwendung einer der angegebenen Mixturen sofort die Benutzung einstellen. Obwohl die meisten Mischungen sehr soft sind und eigentlich kein Problem darstellen sollten, reagiert jede Haut anders.

Im Folgenden stellen wir Ihnen einige hervorragende Rezepte aus ätherischen Ölen vor. Diese sind für Jugendliche ab 12 Jahren und Erwachsene geeignet. Anschließend zeigen wir Ihnen einige einfache Rezepte – viele davon sind perfekt für akneanfällige Haut oder allgemein fettige Haut.

Reinigung und Pflege mit ätherischen Ölen

Mit ätherischen Ölen lässt sich die Haut auf sanfte Weise reinigen und pflegen. Auch wenn es auf den ersten Blick unlogisch erscheinen mag, Öl für eine zu Akne neigende Haut zu verwenden. Aber wenn Sie das richtige Öl wählen, tun Sie eine Menge Gutes für Ihre Haut, indem Sie die zugrundeliegende Hautstruktur mit Feuchtigkeit versorgen. Wenn die Haut darunter richtig hydratisiert wird, wird weniger Talg produziert, sodass ein Akneausbruch verhindert wird.

Akne Gesichtswasser aus ätherischen Ölen

- 25 ml Hamamelis
- 75 ml destilliertes Wasser
- 15 ml Glycerin
- 7 Tropfen Lavendelöl
- 7 Tropfen Bergamotte Öl
- 3 Tropfen Kamilleöl
- 3 Tropfen Teebaumöl

Alle Zutaten mischen und gut schütteln. Anschließend die Mischung auf ein Wattepad geben und hiermit das Gesicht reinigen. Seien Sie vorsichtig bei der Reinigung und geben Sie nicht zuviel Druck auf die Haut.

Akne Feuchtigkeitscreme / Öl

Wenn Ihre Haut normalerweise eher fettig ist, sollten Sie als Grundlage eine Creme verwenden. Ist Ihre Haut eher trocken oder empfindlicher, sollten Sie Öl als Grundlage verwenden.

Zutaten:

- 3 Tropfen Lavendelöl
- 3 Tropfen Patchouli Öl
- 3 Tropfen Geranium Öl
- 25 ml wässrigen Creme oder Mandelöl
- 5ml Helichrysum Öl (optional)

Alle Zutaten zusammengeben und zweimal täglich nach der Reinigung auf die Haut auftragen.

Akne Maske aus ätherischen Ölen

Verwenden Sie diese Maske einmal oder zweimal pro Woche.

- 25ml Ton Paste (Ton mit Wasser gemischt)
- 2 Tropfen Teebaumöl
- 2 Tropfen Bergamotteöl
- 2 Tropfen Rosenöl

Mischen Sie alle Zutaten und tragen Sie sie auf das Gesicht auf. Lassen Sie sie mindestens für 15 Minuten einwirken, bevor Sie das Gesicht mit warmem Wasser abspülen. Behandeln Sie anschließend das Gesicht mit einer Feuchtigkeitspflege.

Da die Maske Bergamotte enthält, welche phototoxische Eigenschaften hat, sollte darauf geachtet werden, mit der Maske auf keinen Fall in die Sonne zu gehen.

Einzelne Akne Pickel Behandlung

Diese Behandlung ist nur für einzelne Pickel gedacht, nicht für das gesamte Gesicht, da es besonders für empfindliche oder trockene Haut zu stark ist.

- 2 Tropfen Lavendelöl
- 2 Tropfen Teebaumöl

Mischen Sie die beiden Öle zusammen. Hierbei benötigen Sie kein Trägermaterial. Tragen Sie das Öl vorsichtig auf die Pickel, die rot und entzündet sind.

Akne Narbenbehandlung mit ätherischen Ölen

- 4 Tropfen Lavendelöl
- 4 Tropfen Kamillenöl
- 10ml Helychrisun Öl
- 50 ml Mandelöl

Mischen Sie die Öle zusammen und tragen Sie sie auf die Aknenarben auf.

Einfache Reinigungsprodukte

Neben diesen Reinigungsprodukten aus ätherischen Ölen, die wir Ihnen in erster Linie empfehlen, können Sie sich auch einfache Gesichtsreiniger und Peeling-Masken selbst herstellen.

Honig- und Hafermehl-Maske

Diese Maske ist vielleicht eine der ältesten die je angewandt wurde, wenn es um selbstgemachte Mixturen geht. Sie mischen einfach Honig und Hafermehl in der richtigen Menge, so dass es eine klebrige Paste ergibt und tragen diese auf Ihr Gesicht auf und lassen sie für 15 Minuten einwirken. Das Hafermehl absorbiert den überflüssigen Talg und den Schmutz und hilft, die Haut feucht zu halten.

Sie können diese auch als Schälmaske verwenden, indem Sie die Mixtur mit kreisenden Bewegungen auf Ihre Haut aufbringen. Tun Sie dies für mehrere Minuten und spülen Sie es danach wieder mit Wasser ab.

Maske für fettige Haut

Nehmen Sie eine viertel Tomate und ziehen Sie die Haut ab. Dann benutzen Sie ein Sieb, um alle Körner heraus zu bekommen. Fügen Sie 2 Esslöffel Joghurt ohne Geschmack hinzu, ein paar Gurkenscheiben (püriert), eine viertel Tasse Hafermehl, zwei Teelöffel Vitamin E Öl und ein zerstoßenes Minzblatt. Vermischen Sie all diese Bestandteile und tragen Sie es auf Ihr Gesicht auf. Lassen Sie es ca. 10 Minuten einwirken. Benutzen Sie einen Lappen mit warmem Wasser, um die Maske wieder zu entfernen.

Joghurt- und Honig-Maske

Auch diese Maske gibt es schon seit Ewigkeiten. Sie mischen einfach gleiche Anteile von natürlichem Joghurt (nicht fettfrei oder fettarm), der Raumtemperatur hat, mit Honig, der ein wenig angewärmt wurde, damit er gut läuft (z.B. indem Sie ihn eine Minute in die Mikrowelle tun), und tragen die Mischung auf Ihr Gesicht auf und spülen sie danach mit einem warmen Tuch wieder ab. Passen Sie auf, dass der Honig nicht zu heiß ist! Sie können auch etwas mehr Honig als Joghurt benutzen, um der Haut zusätzliche Feuchtigkeit zu geben.

Zitrone und Erdbeere gegen fettige Haut

Zitronen und Erdbeeren wirken als natürliche Adstringentien gegen fettige Haut. Kombinieren Sie einen Teelöffel Zitronensaft mit 2 Eiweiß, ein paar Teelöffel Honig, der ein wenig erhitzt wurde und eine Tasse Erdbeeren. Zerstampfen Sie die Erdbeeren und vermischen Sie alle Zutaten. Tragen Sie es auf Ihr Gesicht auf und lassen Sie es 10 Minuten einwirken. Danach waschen Sie alles mit einem Lappen und warmem Wasser wieder ab.

Kapitel 11: Akne Ernährung

Für Ihre Haut macht es einen sehr großen Unterschied, was Sie essen und trinken. Ihre Haut ist ein Organ und braucht Nährstoffe, um richtig zu funktionieren.

1. Trinken

Es gibt es eine Sache, die Sie **sofort** tun können. Und zwar sollten alles was Sie normalerweise trinken, durch Wasser und Kräutertee ersetzen: Milch, koffeinhaltige Getränke, zuckerhaltige Getränke, Säfte, Alkohol - all das trägt auf verschiedene Weise zu der Entstehung von Akne bei. Ersetzen Sie all diese Getränke durch ein gesundheitsförderndes Wasser. Dieses können Sie je nach Wunsch und Geschmack mit ein paar Spritzern frischen Saft (Zitronen, Orange) variieren.

2. Essen

Verzichten Sie ab sofort weitestgehend auf verarbeitete Lebensmittel aller Art und essen Sie mehr Obst und Gemüse. Wie schon beschrieben sollten Sie alle Produkte mit einem hohen glykämischen Wert aus Ihrer Ernährung streichen. Hierzu gehören Zucker, Brot, Getreide, Pasta, Reis, Kartoffeln und jede Art von verarbeiteten Lebensmitteln.

Obwohl alle Früchte und Gemüse gut für die Haut sind, ist es so, dass die mit höheren Konzentrationen von Vitamin A, C und E die größten Vorteile bringen. Folgende Obst- und Gemüsesorten sollten also häufig verzehrt werden:

- Orangen und andere Zitrusfrüchte
- Äpfel
- Bananen
- Pfirsiche
- Pflaumen
- Alle Arten von Beeren
- Grünes Blattgemüse, inklusive Salate aller Art, insbesondere aber die dunkelgrünen wie Spinat und Kohlgemüse
- Tomaten
- Karotten

• Spinat

Natürliche Früchte und Gemüse sind die Hauptquelle für Gesundheit und geben dem Körper alle nötigen Vitamine und Mineralien, die er braucht. Am besten mixen Sie sich ab sofort regelmäßig Ihre **(grünen) Smoothies**, um Ihren Körper und speziell Ihre Haut mit den notwendigen Nährstoffen, Mikronährstoffe und Vitaminen und Mineralien zu versorgen. Durch Smoothies können Sie wesentlich mehr Gemüse und Obst zu sich nehmen, wie es normalerweise der Fall ist. Besorgen Sie sich hierfür einen möglichst leistungsfähigen Mixer, am besten einen mit einer Umdrehungszahl größer als 24.000 Umdrehungen pro Minute, da dann die Pflanzenfasern so sehr zerkleinert werden, dass sie dann optimal von den Körperzellen direkt aufgenommen werden können. Außerdem schmecken Smoothies, die sehr homogen und cremig sind, meist etwas leckerer. Zum Anfang genügt natürlich auch ein einfacher und nicht ganz so leistungsfähiger Mixer. Wichtig ist letztendlich, dass Sie anfangen, sich wirklich gesund zu ernähren.

3. Smoothie Rezepte

Das folgende Rezept ist süß und cremig und hilft bei Akne:

Grüner Tropical Smoothie

- Spinat (tiefgefrorener Blattspinat oder frisch)
- Grünkohl
- Banane
- frische Ananas
- Naturjoghurt mit aktiven Kulturen

Die Zutaten in einen Mixer geben, Wasser oder Eis hinzufügen und gut mixen.

Und hier ein paar weitere grüne Smoothie-Ideen für Akne:

Spinat-Pfirsich-Birnen-Smoothie

- Birne
- (gefrorene) Pfirsiche
- Junger Blattspinat
- Wasser
- 1 TL Vanille-Extrakt

Kohl-Ananas-Himbeer Smoothie

- Apfel
- Ananas
- (Gefrorene) Himbeeren
- Kohlblätter
- Wasser
- ¼ TL Zimt

Spinat-Avocado-Kakao-Smoothie

- 1 große Handvoll Spinat
- 1/4 große Avocado
- 1/4 Tasse (gefrorene) Beeren
- 2-3 Esslöffel Kakaopulver
- 1 Spritzer Honig
- 1 1/2 Tassen Wasser

Spinat-Sellerie-Frucht Smoothie

- ½ Bund Petersilie
- 1 Handvoll (gefrorenen) Spinat
- ½ Gurke
- 2-3 Selleriestangen
- 1 oder 2 Stück Obst (Apfel oder Birne)
- 1 Zitrone geschält und entkernt
- 2-3 Tassen Wasser

Petersilie-Gurken-Smoothie

- 1 Bund Petersilie
- ½ Gurke
- 2 Birnen
- 1 Zitrone (Schale und Kerne entfernen)
- 3 Tassen Wasser

Kohl-Gurken-Salat Smoothie

- 3 Blätter Grünkohl
- 1 Gurke
- ¼ bis ½ Tasse Baby-Karotten

- 1 Tomate
- ¼ einer Zwiebel
- ½ Avocado
- ¼ Stängel Petersilie
- 1 Zitrone, schälen und entkernen
- ½ Apfel
- 3 Tassen Wasser

Wichtig bei den Smoothies ist, dass sie keinen Zucker zusetzen und ausschließlich natürliche Zutaten verwenden.

Das **Prinzip bei der Herstellung** grüner Smoothies ist:

1. eine Handvoll von dunklen Blattgemüse zu nehmen (Kohl, Spinat)
2. etwas Obst hinzufügen, um dem Smoothie die Bitterkeit zu nehmen.

Mit "**Orange Smoothies**" können Sie die Vitamin A Produktion ankurbeln. Orange Smoothies enthalten Karotten mit ihren Beta-Karotinen, die in Vitamin A umgewandelt werden. Vitamin A bildet das Bindegewebe der Haut und macht die Haut widerstandsfähig gegen Akne.

REZEPTE FÜR ORANGEN SMOOTHIES

Basis Orangen Smoothie

- 1 Tasse Orangensaft
- 1-3 Karotten
- 1 gelbe Paprika
- 3 cm frischer Ingwer

Zusammen mit Eis oder Wasser in einen Mixer geben und gut zerkleinern. Der Ingwer in dem Smoothie hilft, den Blutfluss zu verbessern, die Nieren zu reinigen und Giftstoffe auszuleiten.

Für diejenigen, die den Geschmack von Ingwer nicht mögen, hier ein weiteres Orange Smoothie Rezept:

- 1 Tasse (250 ml) Orangensaft
- 1-3 Karotten
- 1-3 Bananen
- 1/2 kleine Gurke
- Wasser oder Eis (je nach gewünschter Konsistenz)

Das Vitamin C in den Bananen und das Vitamin A der Karotten macht dieses Getränk besonders nahrhaft. Die entzündungshemmenden Eigenschaften von Vitamin C helfen außerdem, Akne in Zukunft zu vermeiden.

Für diejenigen, die bislang noch etwas zögerlich mit der Nahrungsumstellung sind, seien die folgenden **roten, blauen und violetten Smoothies gegen Akne** zu empfehlen.

Die dunklen Farben der Bestandteile zeigt, dass sie große Mengen an Antioxidantien haben, die die Haut vor schädigenden freien Radikalen schützen. Gerade bei Personen, die besonders süße Getränke lieben, dürften diese Smoothies besonderen Anklang finden.

Die besten Zutaten zur Herstellung von "blauen, roten oder violetten Smoothies" sind Heidelbeeren, Preiselbeeren, Kirschen, Brombeeren, Himbeeren und Erdbeeren.

Tipp: Um einen grünen Smoothie in einen roten, blauen oder violetten Smoothie zu verwandeln, muss der Grünanteil reduziert werden und anstelle dessen die Menge and farbigem Obst, Gemüse oder Beeren erhöht werden.

Es gibt jede Menge Smoothie Rezepte. Das beste Smoothie Rezept ist das, was sie gerade an Zutaten zuhause haben.

Täglich frische nahrhafte Smoothies zu trinken ist eine natürliche Methode, um sich von seiner Akne zu befreien und seine Ernährung nachhaltig auf eine gesunde umzustellen, von der Sie dauerhaft profitieren werden.

4. Entgiftung

Es besteht ein direkter Zusammenhang zwischen Akne und dem Verdauungstrakt. Wir empfehlen daher sich innerlich zu entgiften. Dies kann zum einen mittels eines Einlaufs geschehen oder durch eine Colon-Hydro-Therapie. Auch MMS (Master Mineral Solution, siehe Kapitel 5) ist hierfür gut geeignet. Um sich mit MMS zu entgiften, beginnt man mit 2 Tropfen MMS pro Tag und steigert dies bis auf maximal 15 Tropfen täglich. Langfristig genügen 6 Tropfen MMS täglich.

Am besten starten Sie Ihre Aknebehandlung mit einer natürlichen Entgiftungskur mittels geeigneter grüner Smoothies. Grüne Smoothies sind ideal, um den Körper auf natürliche Weise innerlich zu reinigen und zu entgiften. Im Folgenden stelle ich daher eine hervorragende 3-Tages-Entgiftungskur vor, mit der Sie Ihren Körper von Schadstoffen befreien können.

Zuvor aber noch ein paar Tipps:

• Starten Sie die Reinigung am besten an einem langen Wochenende oder an freien Tagen.

• Planen Sie im Voraus, d.h. kaufen Sie zu Beginn alle benötigten Materialien ein (inklusive Mixer, falls noch nicht vorhanden).

• Legen Sie ein Startdatum fest und erzählen Sie es Ihren Freunden und Familie, damit Sie auch bei Ihrem Entschluss bleiben.

• Trinken Sie in der Woche vorher täglich ein Glas frisch gepressten Saft, um Ihren Körper vorzubereiten.

• Gehen Sie am Tag zuvor früh zu Bett, auch wenn Sie noch nicht direkt einschlafen können.

• Meditieren Sie für 30 Minuten, machen Sie Yoga oder einen Spaziergang in der Natur. Bereiten Sie sich dabei auch innerlich vor, Ihren Körper zu entgiften.

• Trinken Sie viel frischen gefiltertes Wasser und Kräutertee, damit die Giftstoffe auszuleiten.

• Wenn Sie Hungersymptome haben, dann trinken Sie einfach einen Fruchtsaft.

• In den 3 Tagen sollten Sie Ihre sozialen Interaktionen etwas begrenzen; sorgen Sie lieber dafür sich einfach nur zu entspannen, vielleicht ein Buch zu lesen, einen lustigen Film sehen, spazieren gehen, Musik hören, malen, schreiben, zeichnen. Vielleicht teilen Sie Ihre Erfahrungen mit jemandem auf Facebook.

Und das sind die **Entgiftungs- und Reinigungs-Smoothies** für eine 3-Tageskur. Hierbei jeweils die Zutaten in einen Mixer geben und mixen bis es vollständig glatt und sämig ist. Ggfs. süßen mit flüssigem Stevia.

Tag 1

1. GRÜNER SMOOTHIE (TAG 1)

- 5 Blätter Kopfsalat
- 1 Handvoll junger Spinat (oder 1 Portion Tiefkühl-Blattspinat)
- 1 ganze Zitrone, entsaftet
- 1 Stück Ingwer
- 2 Orangen
- 1 Grapefruit
- 1 kleine Gurke

2. GRÜNER SMOOTHIE (TAG 1)

- 1 Handvoll Petersilie
- 1 ganze Zitrone, entsaftet
- 1 Rote Beete (oder 2 Möhren)
- 3 Stangen Staudensellerie
- 1 kleine Gurke
- 1 Tasse Kokoswasser (240 ml); nicht Kokosmilch!

3. GRÜNER SMOOTHIE (TAG 1)

- 5 Blätter Kopfsalat
- 1 Handvoll Petersilie
- 3 Stangen Staudensellerie
- 1 ganze Zitrone, entsaftet
- 1 Stück Ingwer
- 1 kleine Salatgurke

4. GRÜNER SMOOTHIE (TAG 1)

- 3 Blätter Grünkohl
- 2 Handvoll Spinat
- 2 Mandarinen
- 1 mittelgroße Birne
- 2 mittelgroße Äpfel
- 1 kleine Gurke
- 125 ml Kokoswasser

TAG 2

1. GRÜNER SMOOTHIE (TAG 2)

- 3 Grünkohl Blätter oder 1 Portion Blattspinat (tiefgefroren)
- 1 Tasse Romana Salatblätter
- ½ Tasse gehackte Salatgurke
- 1 Stange Staudensellerie
- 1 kleine Birne (oder 1/2 Apfel)
- 1 Banane
- 250ml Wasser oder Kokoswasser
- 1 EL frische Minze
- 1 EL frische Petersilie
- ½ bis 1 ganze Zitrone, entsaftet
- ½ Esslöffel Chia-Samen
- 1 dünne Scheibe (0,5 cm) Scheibe Ingwerwurzel, geschält
- 1 Prise Cayenne Pfeffer, optional
- 1 Prise Zimt, optional
- 1 Prise Kurkuma, optional

2. GRÜNER SMOOTHIE (TAG 2)

- 5 Blätter Römersalat (oder 2 Portionen Blattspinat)
- 1 Handvoll Petersilie
- 3 Stangen Staudensellerie
- 1 Grapefruit
- 1 Orange
- 2 Mandarinen
- 1 ganze Zitrone, entsaftet
- 1 Stück Ingwer
- 1 kleine Gurke

3. GRÜNER SMOOTHIE (TAG 2)

- 1 Handvoll Petersilie
- 3 Stangen Staudensellerie
- 1 ganze Zitrone, entsaftet
- 2 Orangen
- 2 Tomaten
- 2 Möhren

4. GRÜNER SMOOTHIE (TAG 2)

- 8 Blätter Römersalat
- 2 Möhren
- 1 ganze Zitrone, entsaftet
- 2 Äpfel
- 3 Stangen Staudensellerie
- 1 mittelgroße Zucchini

TAG 3

1. GRÜNER SMOOTHIE (TAG 3)

- 5 Grünkohl Blätter (oder 2 Portionen Blattspinat, tiefgefroren)
- 1 Tasse Romana Salatblätter
- ½ Tasse gehackte Salatgurke
- 2 Stangen Staudensellerie
- 1 kleine Birne oder 1/2 Apfel
- 1 Banane
- 250ml Wasser oder Kokoswasser
- 1 EL frische Minze
- 1 EL frische Petersilie
- ½ bis 1 ganze Zitrone, entsaftet
    - ½ Esslöffel Chia-Samen
    - 1 Stück Ingwer
    - 1 Prise Cayenne Pfeffer, optional
    - 1 Prise Zimt, optional
    - 1 Prise Kurkuma, optional

2. GRÜNER SMOOTHIE (TAG 3)

- 5 Blätter Grünkohl
- 1 Handvoll Spinat
- 1 Paprika
- 2 Möhren
- 2 Tomaten
- 1 ganze Zitrone, entsaftet
- 1 mittelgroße Zucchini

3. GRÜNER SMOOTHIE (TAG 3)

- 3 Blätter Grünkohl
- 1 Handvoll Petersilie
- 3 Stangen Staudensellerie
- 1 Apfel
- 1 Orange
- 2 Mandarinen
- 2 Handvoll Trauben

4. GRÜNER SMOOTHIE (TAG 3)

- 3 Blätter Grünkohl
- 5 Blätter Kopfsalat
- 1 Stück Ingwer
- 1 Apfel
- 1 Birne
- 1 mittelgroße Zucchini
- 1 kleine Salatgurke

Einkaufsliste

(ggfs. anpassen und individualisieren)

- 7 Äpfel
- 1 Paprika
- 1 frische rote Beete (oder mehr Möhren)
- 6 mittelgroße Möhren
- 3 Staudensellerie (24 Stiele)
- 355 ml Kokoswasser
- 7 kleine Gurken
- frische Ingwerwurzeln
- 1 Rebe Trauben
- 4 Grapefruits
- 2 Köpfe Grünkohl (19 Blätter; oder mehr Spinat)
- 9 Zitronen
- 7 Orangen
- 1 Bund Petersilie
- 2 Birnen
- 2 Köpfe Kopfsalat / Romanasalat
- 3 Handvoll Jungen Spinat (oder Tiefkühl-Blattspinat, portioniert)

- 6 Mandarinen
- 4 Tomaten
- 3 mittelgroße Zucchini
- Frische Minze

<u>optional:</u>

- Chiasamen
- Frische Minze
- Cayenne Pfeffer
- Zimt
- Kurkuma

Nur die ersten beiden Tage sind möglicherweise etwas kritisch durchzuhalten. Aber die Mühe wird belohnt. Der Lohn sind ein deutlicher Energieschub, eine Klarheit des Geistes und vor allem eine bessere Haut.

Am Tag nach der Entgiftungskur sollten Sie sich wieder einen Smoothie zum Frühstück machen und einen Snack aus einem Apfel oder einer Banane.

Zum Mittagessen machen Sie sich einen bunten Salat aus Kopfsalat, Tomaten, Avocados, Gurken usw. mit einem Saft. Und zum Abendessen kochen Sie sich etwas Gemüse mit CousCous und dazu vielleicht Fisch (für die Nicht-Vegetarier).

Für den langfristigen Erfolg sollten Sie regelmäßig eine Körper- und Darmreinigung durchführen, z.B. einmal im Monat. Außerdem sind grüne Smoothies das Beste, was Sie für Ihren Körper und Ihre Haut tun können. Sie werden sich insgesamt von innen und von außen besser fühlen. Es lohnt sich!

Schlussbemerkung

Nochmals vielen Dank für den Kauf dieses Buches und Ihr Vertrauen! Ich hoffe, dass ich Sie ermutigen konnte, Ihr Schicksal jetzt in die eigenen Hände zu nehmen. Ich weiß, Akne ist kein Spaß – für niemanden. Akne kann sogar traumatisieren und die meisten Menschen schämen sich dafür, auch wenn sie nichts dafürkönnen. Aber Akne muss und sollte nicht diese Art von Macht über Sie haben. Übernehmen Sie daher ab sofort die Kontrolle über Ihre Akne. Es kann und sollte sogar Spaß machen, sich Schritt für Schritt von seiner Akne zu befreien.

Nutzen Sie es, um zu einer gesunden Lebensweise zu finden. Zu einer gesunden Ernährung, genügend Bewegung, ausreichend täglichem Sonnenlicht, Ausleitung von Giften aller Art aus Ihrem Körper, zu einem stressfreieren Leben und um zu sich selbst zu finden und sich anzunehmen, indem sie alle negativen Gedanken über sich selbst eliminieren. In diesem Sinne wünsche ich Ihnen viel Erfolg und alles Gute!

Ihre Anna Mai

Impressum

Anna Mai (Autor und Herausgeber)

c/o Papyrus Autoren-Club

Pettenkoferstr. 16-18

10247 Berlin

annamai@ereadmedia.com

30617900R00068

Printed in Poland
by Amazon Fulfillment
Poland Sp. z o.o., Wrocław